ESSAI

SUR

L'ANÉVRYSME,

Par René CAILLIOT.

Les Monographies contribuent puissamment aux progrès de la Médecine interne et externe.

Pinel, *Nosographie philosophique*, tom. I, pag. 298.

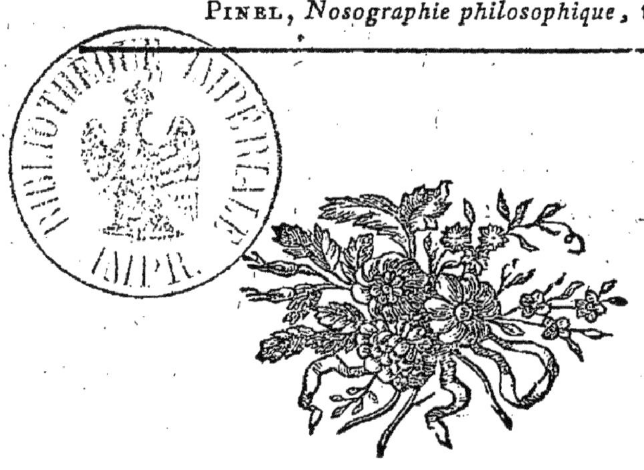

A PARIS,

DE L'IMPRIMERIE DE MIGNERET,

rue Jacob, N.° 1186.

PLUVIOSE AN VII.

AU CITOYEN BOYER,

PROFESSEUR DE L'ÉCOLE DE MÉDECINE

DE PARIS.

CITOYEN,

En vous offrant le premier fruit de mes études médicales, je remplis sans doute un devoir sacré ; mais j'écoute encore plus la voix du sentiment. Si cet Essai renferme quelques vues utiles, elles vous appartiennent ; je les ai puisées dans vos leçons : heureux si en passant par ma plume, elles n'ont point été défigurées ! Mais vous avez plus fait pour moi que de m'instruire ; vous m'avez honoré de votre amitié. J'en ai reçu dans le silence des preuves qui ne sont point équivoques. Je m'applaudis aujourd'hui de pouvoir rendre publique l'expression de ma reconnoissance.

Salut et estime,

R. CAILLIOT.

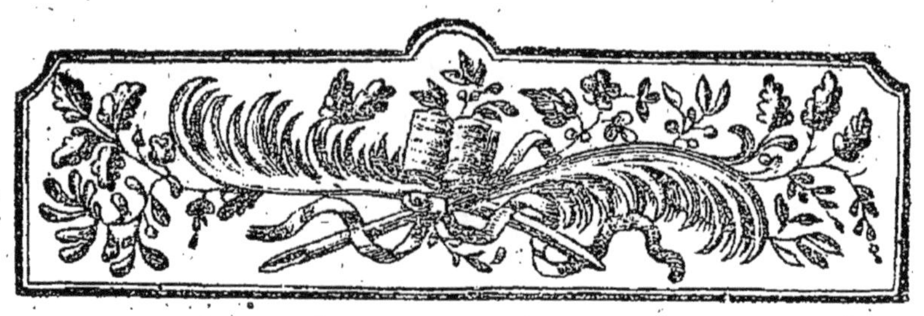

ESSAI

SUR

L'ANÉVRYSME.

1. Le discernement du caractère propre de chaque maladie, a dit un chirurgien célèbre, est la source des indications curatives. Sans un diagnostic exact et précis, la théorie est toujours en défaut et la pratique souvent infidèle. (*Louis, Mém. sur les tumeurs fongueuses.*)

Cette vérité générale est sur-tout applicable à la maladie connue sous le nom d'anévrysme. C'est presque toujours pour n'avoir pas eu des idées assez exactes sur cette maladie, que des auteurs, d'ailleurs très-recommandables, sont tombés dans des erreurs dont ils auroient pu se garantir, s'ils avoient daigné consacrer à des recherches sur la maladie, une partie du temps employé par eux à imaginer ou à perfectionner des méthodes curatives. Il me semble qu'il est impossible de parler des moyens

A

curatifs d'une maladie organique, sans avoir fait auparavant le tableau comparatif de l'état sain de l'organe qui en est le siége avec son état pathologique.

Objet et division de cet Essai.

2. Je commencerai donc cet Essai par quelques considérations sur la structure, les propriétés et les usages des artères; en me restreignant uniquement aux points qui me paroîtront avoir un rapport immédiat avec l'anévrysme.

Dans une seconde section, je ferai l'histoire de cette maladie; et à côté du tableau des symptômes qui la caractérisent, j'exposerai les résultats offerts par la dissection.

Dans la troisième section, je comparerai entre elles les principales méthodes curatives de l'anévrysme.

Enfin, dans une quatrième section, qui ne sera qu'un corollaire abrégé des précédentes, je ferai l'application des principes généraux du traitement, aux anévrysmes des principales artères du corps.

PREMIERE SECTION.

Anatomie des Artères.

Conformation externe des artères.

3. LES artères forment une suite de tuyaux cylindriques continus les uns aux autres, et qui décroissent successivement depuis le cœur, où ils ont une origine commune, jusqu'aux parties qui en sont le plus éloignées. Ce sont ces tuyaux qui distribuent le sang à tous nos organes. Leur ensemble

peut être considéré comme un cône dont le sommet est au cœur, et la base à toutes les extrémités capillaires.

4. L'épaisseur des parois artérielles est Structure de leurs parois. d'autant plus grande, que ces vaisseaux eux-mêmes sont plus considérables : mais si l'on considère cette épaisseur relativement au diamètre total du tube artériel, on remarque qu'elle est d'autant plus grande, que les artères sont plus petites.

5. Les artères sont composées de trois tuniques. La première est une espèce de membrane assez dense, dont la face externe est continue avec ce tissu cellulaire dans lequel sont plongées les artères, et auquel on a donné le nom de *gaîne des vaisseaux*, tandis que la face interne ou concave est unie à la tunique fibreuse. La dissection et la macération prouvent que cette première tunique est entièrement celluleuse.

Je donne le nom de fibreuse à la seconde tunique des artères, parce qu'elle est composée de plusieurs plans de fibres circulaires étroitement unies entre elles par un tissu cellulaire très-fin. Cette tunique est d'une épaisseur considérable, sur-tout dans les grandes artères. Sa couleur est d'un gris jaunâtre. Les fibres dont elle est composée ne paroissent pas former des cercles entiers. La nature de ces fibres est un point sur lequel les Anatomistes ne s'accordent pas encore ; les uns les regardant comme musculeuses et contractiles ; les autres prétendant au contraire qu'elles sont seulement tendineuses et élastiques. Ceux-ci fondent sur-tout leur opinion sur la couleur de ces fibres : mais on convient aujourd'hui généralement que la couleur rouge n'est point essentielle au muscle. Je rapporterai plus bas quelques faits qui me portent à penser que la tunique dont je parle est véritablement musculeuse.

La troisième tunique des artères est connue sous le nom de tunique interne. C'est une espèce d'épiderme très-mince, dont la surface intérieure, déja lisse par elle-même, est encore lubréfiée par une légère mucosité. L'extérieur de cette tunique est uni à la précédente par une couche très - mince de tissu cellulaire. C'est dans les mailles de ce tissu qu'on rencontre souvent, et sur - tout chez les vieillards, des concrétions de phosphate calcaire. Cette tunique est rougeâtre, et composée de lames très-fines appliquées les unes aux autres.

Les parois des artères sont parsemées d'un grand nombre de petits vaisseaux, soit sanguins, soit lymphatiques, qu'on désignoit autrefois par la dénomination de *vasa vasorum*.

Les artères contenues dans la poitrine et dans l'abdomen, empruntent du péricarde, de la plèvre et du péritoine, une quatrième tunique à laquelle on donne le nom de membraneuse. Cette tunique n'enveloppe point ces artères dans toute leur circonférence.

Propriétés des artères.

6. Il résulte des expériences de *Monro* et de *Clifton Wintringham*, que les tuniques fibreuse et interne sont très-peu extensibles, tandis que la tunique celluleuse jouit d'une très-grande extensibilité et se dilate encore long-temps après la rupture des deux autres. Si l'on fait la ligature immédiate d'une artère,

soit sur un animal vivant, soit sur un cadavre humain, et qu'on serre fortement ; la tunique interne et la tunique fibreuse seront coupées, lorsque la celluleuse conservera encore son intégrité.

7. Quand on irrite la surface extérieure d'une artère sur un animal vivant, il ne donne ordinairement aucun signe de douleur. Si l'on introduit le doigt dans un tube artériel coupé transversalement sur un animal vivant, on sent que ce doigt est fortement serré par les parois artérielles. Cette construction dure tout le temps que l'animal survit à l'expérience. Après la naissance, les artères ombilicales s'oblitèrent et se convertissent en une espèce de cordon ligamenteux. La même chose arrive aux artères qui ont été liées dans les amputations des membres ; leur calibre s'efface depuis l'extrémité du moignon, jusqu'à la première branche collatérale qu'elles fournissent au-dessus. Comment pourra-t-on expliquer tous ces phénomènes, si l'on prétend avec *Haller* que les artères ne jouissent point de l'irritabilité ? Les expériences du docteur *Kramp* (*de vi vitali arteriarum*), ne démontrent-elles pas rigoureusement qu'elles jouissent en effet de cette propriété, et par conséquent que leur tunique fibreuse est une véritable tunique celluleuse ?

8. La contraction du ventricule gauche du cœur imprime au sang qu'elle chasse dans l'aorte deux mouvemens différens ; l'un est un mouvement de projection ; le second est un mouvement latéral. Le premier porte ce liquide vers les extrémités capillaires ; le mou-

Usage des
artères.

vement latéral pousse le sang contre les parois des vaisseaux. Le mouvement progressif du sang est très-rapide, malgré la masse de ce liquide, comme le prouve la force avec laquelle on le voit jaillir des artères d'un très-petit calibre. Cependant ce mouvement est ralenti par plusieurs causes. Les principales sont les divisions des artères, leur courbure, leur longueur, les angles sous lesquels elles naissent les unes des autres, le poids du sang, les frottemens qu'il éprouve et qui se multiplient encore à mesure qu'il approche des tubes capillaires.

9. Si le sang poussé par le ventricule gauche entroit dans les tuyaux vides, si son mouvement avoit une vélocité égale dans tous les points du système artériel, les vaisseaux ne seroient point dilatés par l'impulsion de ce liquide, et il n'exerceroit contre leurs parois d'autre pression que celle qui est commune à tous les liquides circulans dans des tuyaux cylindriques; mais il n'en est point ainsi. Les artères étant toujours remplies de sang, celui qui y est poussé par le ventricule gauche à chaque contraction, est nécessairement retardé par celui qui remplit déja les artères, et dont la vîtesse est inférieure à la sienne.

A mesure que le sang s'éloigne du cœur, il rencontre donc de nouveaux obstacles : ce sont ces obstacles qui forcent ce liquide à agir contre les parois des artères et à les dilater. Lorsque la force qui dilate ainsi les artères cesse d'agir, leurs parois reviennent sur elles-mêmes et elles se rapprochent de leur axe; cette réaction dépend de leur élasticité et de leur irritabilité. Ces deux causes, en rapprochant ainsi les parois des artères, chassent le sang vers les extrémités et vers le cœur; mais ce liquide trouvant une résistance insurmontable du côté du cœur, il se dirige nécessairement vers les extrémités.

DEUXIÈME SECTION.

Histoire de l'Anévrysme.

10. LE mot *anévrysme* est dérivé d'un mot grec qui signifie *dilater*. Ainsi, si l'on n'avoit égard qu'à son étymologie, l'anévrysme ne seroit jamais autre chose que la dilatation d'un tube artériel ; mais on a donné à ce mot une acception beaucoup plus étendue, et l'on comprend sous le nom d'anévrysme, toute tumeur formée par le sang artériel encore renfermé dans une artère dilatée, ou sorti du tube artériel par une ouverture quelquefois récente et quelquefois ancienne. De cette définition découle naturellement la division de l'anévrysme en anévrysme *vrai* et en anévrysme *faux*.

11. On appelle anévrysme vrai, celui dans lequel le sang renfermé encore dans les tuniques artérielles dilatées, forme une tumeur plus ou moins volumineuse. L'anévrysme faux au contraire est celui dans lequel le sang artériel, échappé par une ouverture de l'artère, ou s'infiltre dans le tissu cellulaire ambiant, ou s'épanche à l'endroit même de l'ouverture, ou enfin passe dans une veine voisine à la faveur d'une ouverture corres-

Définition et division des anévrysmes.

pondante et contiguë à celle de l'artère ; delà encore la distinction de l'anévrysme faux en faux *primitif*, faux *consécutif*, ét anévrysme *variqueux*.

Anévrysme vrai , son siége , ses causes.

12. Toutes les artères du corps un peu volumineuses peuvent être affectées d'anévrysme vrai ; elles en sont d'autant plus susceptibles , que leur calibre est plus considérable. Les écrits des observateurs sont remplis de faits qui attestent cette vérité. On n'en sera point surpris , si l'on se rappelle que (4) l'épaisseur des parois artérielles , comparée avec le diamètre total du tube , est en raison inverse de celui-ci , tandis que la force avec laquelle le sang agit contre ces parois , est toujours en raison directe de ce même diamètre.

Tous les obstacles qui tendent à retarder le cours du sang , disposent à cette maladie. A la tête de ces causes prédisposantes , on doit placer les courbures des artères. Tout liquide qui circule dans un tuyau courbe , fait effort pour le redresser en frappant avec force contre la convexité de sa courbure : aussi les anévrysmes vrais sont-ils plus fréquens à la crosse de l'aorte que par-tout ailleurs.

13. On a prétendu que l'artère poplitée, dans sa partie supérieure et moyenne , étoit plus souvent exposée à cette maladie que les autres artères d'un calibre égal, ou même supérieur au sien , parce que cette artère étoit étranglée supérieurement par son passage à travers le bord interne du muscle grand adducteur (*ischio-fémoral*), et inférieurement à travers l'extrémité supérieure du muscle

soléaire (*tibio-calcanien*) : mais si l'on examine avec attention la structure de ces deux muscles, on verra que l'artère poplitée, en traversant leurs attaches, est à l'abri de toute compression, parce qu'elle est environnée, dans chacun de ces deux points, par une espèce de cintre aponévrotique auquel viennent se terminer un grand nombre de fibres musculeuses. Il résulte de cette disposition, que quand ces deux muscles se contractent, plus leurs contractions sont énergiques, et plus les deux cintres aponévrotiques sont écartés des parois de l'artère. Cette disposition est commune à tous les muscles dont les attaches sont traversées par quelques artères un peu considérables. La fréquence des anévrysmes de l'artère poplitée me paroît donc plutôt dépendre de ce qu'elle est plongée au milieu d'un tissu cellulaire très-extensible, tandis que l'artère fémorale dont elle est la suite, et sa portion inférieure, sont soutenues par des parties beaucoup plus denses, et sur-tout par des muscles puissans.

14. L'abus des ligatures étroites autour des membres, peut sans doute disposer à cette maladie. Les cit. *Portal* et *Salmade* ont eu l'occasion de disséquer un anévrysme qui occupoit la partie supérieure de l'aorte ventrale : au-dessous de cette tumeur l'artère paroissoit étranglée par le pancréas devenu squirreux. (*Journal de la Société de Méd.*)

Les abcès considérables qui ont leur siége dans le voisinage des grosses artères, et qui, en détruisant le tissu qui les environne, laissent ces vaisseaux isolés de toutes parts, au milieu d'un foyer purulent, sembleroient au premier coup-d'œil très-propres à favoriser la formation de l'anévrysme : aussi la plupart des auteurs ont-ils rangé ces sortes d'abcès dans le nombre des causes éloignées de cette maladie. Mais combien de fois n'a-t-on pas vu des artères considérables entièrement disséquées, soit par ces supurations abondantes, soit par des abcès gangreneux, rester saines et pour ainsi dire impassibles au milieu d'un délabrement énorme ?

Si l'on dépouille l'artère d'un animal vivant de tout le tissu qui l'enveloppe, et qu'on l'examine de nouveau après la guérison de la plaie, on trouvera les tuniques de cette artère plus épaisses et plus denses, et son calibre, loin d'avoir augmenté, paroîtra au contraire avoir un peu diminué.

15. Il est des individus qui par leur constitution semblent prédisposés à cette maladie. *Lancisi* parle d'un homme sur le cadavre duquel il rencontra plusieurs anévrysmes plus ou moins volumineux.

Ses causes efficientes.

16. Tout ce qui peut accélérer la circulation du sang, et sur-tout augmenter son effort latéral, peut aussi déterminer la formation d'une tumeur anévrysmale. Qui ne voit dès-lors que l'abus des boissons spiritueuses, les emportemens de la colère, l'exercice violent et sur-tout les efforts pour soulever des fardeaux, les douleurs de l'enfantement, etc. doivent être les causes les plus ordinaires de cette maladie ? Ne sait-on pas que tous les jours ces mêmes causes déterminent subitement l'accroissement rapide et même la rupture de ces tumeurs ?

L'usage des frictions mercurielles paroît

avoir contribué quelquefois à leur développement. Est-ce en accélérant la circulation, est-ce en affoiblissant le ressort des tuniques artérielles, est-ce en produisant à la fois ce double effet ? je laisse à d'autres le soin de décider cette question plus curieuse qu'utile.

17. Toutes les artères un peu considérables pouvant être affectées d'anévrysme vrai, il en résulte que cette maladie doit être quelquefois renfermée dans l'une des deux grandes cavités du tronc, et qu'elle peut quelquefois attaquer les artères principales du col et des extrémités. Les anévrysmes qui sont situés hors des cavités du tronc, étant en général plus réguliers dans leur marche, et sur-tout plus faciles à observer, c'est par eux qu'il convient de commencer l'exposition des symptômes de cette maladie.

Division de l'anévrysme vrai en interne et en externe.

18. Une tumeur molle, peu volumineuse, circonscrite, de forme ronde ou ovalaire, située sur le trajet d'une artère considérable; tumeur qui diminue ou disparoît lorsqu'on la comprime, et reparoît aussitôt qu'on cesse la compression; qui présente, soit à l'œil qui la considère, soit à la main qui y est appliquée, des battemens isochrones à ceux du pouls : tel est l'aspect sous lequel s'offre d'abord un anévrysme vrai. Si l'on comprime l'artère au-dessus de cette tumeur, ses battemens diminuent ou disparoissent; ils augmentent au contraire, si l'on comprime l'artère au-dessous. Quand on approche l'oreille d'une semblable tumeur, on entend ordinairement un bruissement particulier : la peau qui la recouvre conserve sa couleur natu-

Symptômes de l'anévrysme vrai externe.

-relle , le malade ne ressent le plus souvent aucune douleur , les mouvemens du membre affecté sont libres comme dans l'état naturel, la tumeur croît avec lenteur , elle met plusieurs mois et quelquefois plus d'une année à acquérir un volume inférieur à celui du poing.

19. Cependant, plus tôt ou plus tard, il il arrive une époque où la maladie prend une marche beaucoup plus rapide. Jusqu'ici ses progrès avoient été peu sensibles ; tout-à-coup elle prend un accroissement considérable : on lui voit acquérir en quelques semaines un volume double ou triple de celui auquel elle étoit parvenue pendant l'espace de plusieurs mois. Le malade rapporte ordinairement le commencement de cet accroissement rapide à quelque effort un peu violent. La tumeur qui d'abord avoit été molle et circonscrite , devient rénitente et vague ; elle ne disparoît plus sous la main qui la presse , mais elle diminue encore sensiblement. Ses battemens deviennent de plus en plus obscurs , bientôt peut-être ce ne sera plus qu'un léger frémissement à peine perceptible , et qui finira même , dans quelques anévrysmes , par s'effacer entièrement. Le membre qui avoit commencé à se tuméfier , devient de plus en plus œdémateux , le malade y ressent des douleurs plus ou moins vives, et les veines superficielles commencent à devenir variqueuses. Déjà le milieu de la tumeur commence à s'élever en pointe ; la peau qui la recouvre à cet endroit est devenue livide , elle s'amincit de jour en

(13)

jour, une inflammation gangreneuse s'en empare, l'eschare se forme, tombe, et le malade périt d'hémorrhagie.

20. Il suit de cet exposé succinct, qu'on peut distinguer deux époques principales dans la marche de cette maladie. La première est celle dans laquelle la tumeur présente de la mollesse et de la fluctuation, s'accroît avec lenteur, et présente des battemens bien distincts. Pendant la seconde époque, la tumeur augmente rapidement, elle devient dure, ses battemens s'obscurcissent, etc. On verra bientôt quelle est la cause de ces changemens remarquables, et quelles conséquences pratiques on peut en déduire.

21. Si l'on rencontre sur le cadavre, un anévrysme vrai commençant, on apperçoit ordinairement que l'artère est dilatée dans toute sa circonférence. Le lieu qu'occupe cette dilatation se présente sous la forme d'un petit renflement olivaire. J'ai eu l'occasion de voir dernièrement un anévrysme de l'artère fémorale, dont le diamètre transversal avoit au plus un pouce d'étendue. Cette petite tumeur étoit située au-dessous d'un anévrysme très-considérable, et pour lequel le citoyen *Deschamps* avoit pratiqué l'opération, suivant un procédé particulier dont il sera fait mention dans la suite de cet Essai. (*V. journal de la Soc. de méd.*)

Si l'on dissèque un anévrysme vrai plus volumineux, on remarque presque toujours que c'est seulement aux dépens d'une portion de la circonférence du tube artériel, que cette tumeur s'est accrue. Cette portion est ordinairement celle qui a éprouvé le moins de résistance de la part des organes environnans. Si l'on incise cette tumeur et si l'on examine attentivement son intérieur, on voit que la tunique interne et la tunique fibreuse sont entières, et que la maladie est formée par la dilatation des trois tuniques artérielles.

22. Plusieurs auteurs cependant ont révoqué en doute la possibilité d'un anévrysme formé par la dilatation de toutes les tuniques d'une artère. Il est certain (6) que les deux internes ne sont suceptibles que d'un degré d'extension médiocre, mais leur extensibilité n'en est pas moins avérée. On trouve tous les jours, dans les cadavres des vieillards, des dilatations de la crosse de l'aorte qu'on peut regarder comme des anévrysmes commençans : or, ces dilatations sont toujours formées aux dépens de toutes les tuniques artérielles.

23. Quand on fait la dissection d'un anévrysme vrai très-considérable, on trouve d'abord la peau unie par un tissu cellulaire très-dense aux parties sous-jacentes, les muscles situés sur la tumeur ont diminué d'épaisseur. Le sac anévrysmal est au contraire très-dense et très-épais, excepté à l'endroit qui paroissoit menacé d'une rupture prochaine. Son intérieur est rempli de sang en partie liquide et en partie solide. Celui-ci forme des caillots dont le volume et la densité sont toujours proportionnés à l'âge de la maladie. On remarque aussi que les couches superficielles ont en général moins de compacité que celles qui sont situées plus

profondément. Il n'est point rare qu'on en rencontre de très-adhérens à la face interne du kiste.

Lorsqu'après avoir vidé la poche anévrysmale de tout le sang qu'elle contenoit, on en examine attentivement l'intérieur, on trouve que le tube artériel est situé à l'endroit le plus enfoncé, c'est-à-dire vers la base de la tumeur. On peut introduire un stylet, soit dans la partie supérieure, soit dans la partie inférieure de ce tube. On apperçoit aussi que la tunique celluleuse dilatée et épaissie par l'addition successive des lames du tissu cellulaire ambiant, forme à elle seule le sac anévrysmal. La tunique interne et la tunique fibreuse sont rompues, et l'on voit près de la base de la tumeur leurs bords irrégulièrement frangés ou festonnés. Ainsi, quel que soit le volume de la tumeur, l'artère n'est jamais dilatée que dans une très-petite étendue.

Toutes ces circonstances ont été décrites par *J.-L. Petit* et par *Lancisi*. Je les ai observées moi-même cette année sur un anévrysme de l'artère poplitée, pour lequel on avoit pratiqué l'amputation de la cuisse. Je les avois déja observées un an auparavant sur un malade auquel le citoyen *Boyer* pratiqua dans ce temps l'opération de l'anévrysme à l'artère poplitée (128). Mais j'ai eu sur-tout occasion de me convaincre de la vérité du tableau que je viens de tracer, en faisant avec le citoyen *Boyer*, l'ouverture du corps du nommé Corroi, infirmier de l'hospice de l'Unité, mort subitement de la rupture d'un anévrysme de la crosse de l'aorte.

24. On trouve enfin les artères collatérales qui naissent au-dessus de la tumeur, sensiblement dilatées. Le cit. *Boyer* fut chargé de disséquer l'extrémité inférieure d'un homme auquel, un an auparavant, *Desault* avoit pratiqué l'opération de l'anévrysme à l'artère poplitée, suivant un procédé particulier. Le citoyen *Boyer* trouva dans l'épaisseur du grand nerf sciatique, une artère d'un calibre égal à celui de la radiale, lorsque celle-ci est parvenue à l'extrémité inférieure de l'avant-bras. Cette artère qui paroissoit être un rameau de la sciatique, descendoit jusqu'à la partie postérieure du genou, et s'y anastomosoit avec d'autres rameaux appartenant aux artères articulaires supérieures. Avant l'opération, le citoyen *Boyer* avoit observé sur ce malade, qu'une des branches de l'artère articulaire interne et supérieure étoit dilatée au point qu'on pouvoit facilement en sentir les battemens sur le condyle interne du fémur.

Dans le malade (21) opéré dernièrement par le cit. *Deschamps*, pour un anévrysme de la partie supérieure de l'artère fémorale, on observa que l'artère profonde qui prenoit son origine au-dessus de la tumeur, étoit sensiblement dilatée. (*Journal de la Société de Médecine.*)

25. Si, après avoir enlevé la poche anévrysmale, on poursuit plus loin ses recherches, on trouve quelquefois les os voisins cariés; on rencontre plus souvent qu'ils ont été usés, amincis et quelquefois même détruits dans la plus grande partie de leur épaisseur.

26.

26. Il est facile maintenant de se rendre compte de la marche et des principaux phénomènes de l'anévrysme vrai. Dans les premiers temps, la tumeur croît avec lenteur, parce qu'elle est encore formée par toutes les tuniques dilatées. Elle est molle, parce que le sang qu'elle renferme est encore liquide ; mais que, par les progrès de la maladie, ou à l'occasion d'un effort, la tunique interne et la tunique fibreuse viennent à se déchirer, la tumeur augmentera rapidement, parce que les parois du kyste ne seront plus formées que par la tunique celluleuse très-extensible. Le sang se coagulera, parce qu'il se trouvera, pour ainsi dire, hors des voies de la circulation. Sa partie séreuse sera peu-à-peu exprimée, et le coagulum acquerra de plus en plus de la compacité. La résistance que ce sang coagulé opposera au sang liquide qui est chassé par les contractions du cœur, forcera celui-ci à se porter en plus grande quantité par les artères collatérales qui se dilateront peu-à-peu (*a*). C'est ainsi qu'on voit après la naissance se dilater les artères iliaques, parce qu'elles reçoivent alors le sang qui, pendant la gestation, retournoit au placenta par les artères ombilicales. Les douleurs sont produites sans doute par le tiraillement des nerfs situés autour de la tumeur : l'engorgement du membre paroît

AEthiologie de l'anévrysme vrai.

(*a*) On a observé plusieurs fois que les artères collatérales avoient conservé leur calibre naturel, même après la guérison de l'anévrysme. Il est évident que la circulation étoit alors entretenue par le moyen des vaisseaux capillaires.

B

dépendre de la pression qu'elle exerce sur les veines, soit sanguines, soit lymphatiques. L'érosion des os ne peut être attribuée qu'aux battemens de la tumeur. On sait qu'une cause analogue produit un effet absòlument semblable sur les os du crâne, dans la maladie connue sous le nom de tumeur fongueuse de la dure-mère.

L'anévrysme vrai peut être confondu avec d'autres tumeurs.

27. Quoiqu'il paroisse difficile de se méprendre sur la nature de l'anévrysme vrai, on pourroit cependant recueillir un grand nombre d'exemples de ces sortes de méprises; ils sont consignés dans les écrits de *Paré*, de *Vésale*, de *Ruisch*, de *Dehaën*, etc.; mais ces méprises ayant été la plupart du temps commises par des hommes peu instruits, elles ne peuvent faire sur l'esprit du lecteur qu'une impression légère. Celle que je vais rapporter me paroît propre à inspirer aux jeunes praticiens cette sage défiance qui marche toujours à côté du vrai talent.

Un malade qui portoit un anévrysme de l'artère axillaire, quitta l'hospice de la Charité pour se rendre à l'Hôtel-Dieu, dont *Ferrand* étoit alors chirurgien en chef; un élève interne dans le rang duquel il fut couché, ne voyant dans cette tumeur qu'un abcès ordinaire, engagea *Ferrand* à en faire l'ouverture à sa visite du soir. Celui-ci, après avoir hésité un moment, plongea le bistouri dans la tumeur, sans l'avoir à peine examinée; le malade mourut au bout de quelques minutes, malgré tous les moyens qu'on put imaginer pour arrêter l'hémorrhagie.

28. D'autres observations prouvent aussi qu'un examen trop superficiel a fait prendre

quelquefois, pour des anévrysmes, certaines tumeurs qui avoient un autre caractère.

Une jeune fille portoit à la partie antérieure, inférieure et latérale du col une tumeur oblongue, de consistance moyenne, présentant des battemens isochrones à ceux des artères. Un chirurgien, consulté d'abord, jugea que cette tumeur étoit un anévrysme, et prescrivit un régime approprié à cette dernière maladie. Ennuyée de la longueur et plus encore de l'inefficacité de ce traitement, la mère de cette jeune personne la conduisit chez le citoyen *Boyer*. Celui-ci, après avoir examiné attentivement et la maladie et toute l'habitude extérieure de la malade, après avoir pris des renseignemens détaillés sur toutes les circonstances qui avoient pu accompagner l'apparition et les progrès de cette tumeur, prononça qu'elle n'étoit point un anévrysme, et prescrivit d'y appliquer un emplâtre fondant. *Desault*, qui fut consulté le même jour, confirma le diagnostic du citoyen *Boyer*, et la tumeur fut conduite à parfaite résolution.

J'ai vu à l'hospice de l'Ecole de Médecine, une tumeur que sa position à la partie supérieure et interne du bras, ses battemens isochrones à ceux du pouls, firent soupçonner un instant pour un anévrysme de l'artère brachiale. L'ouverture de cette tumeur fit voir que c'étoit un lipôme qui avoit passé successivement à l'état de squirre et à celui de cancer occulte.

29. Les battemens que présentoient ces tumeurs, leur étoient évidemment communiqués par les artères sur le trajet desquelles

elles étoient situées. L'habitude seule peut apprendre à discerner ce mouvement de totalité, dans lequel une tumeur est soulevée par une artère, de celui de l'anévrysme vrai qui est un mouvement de développement, et dans lequel toute la tumeur paroît entrer en expansion. C'est sur-tout dans ces cas équivoques qu'il est important d'avoir recours aux signes commémoratifs.

Anévrysmes internes, 1.er temps.

30. Les anévrysmes internes ne diffèrent point essentiellement des anévrysmes externes. C'est la même maladie située dans l'une ou dans l'autre cavité du tronc. Aussi les effets particuliers qu'ils produisent sont-ils tous relatifs au trouble qu'ils apportent dans les fonctions des organes renfermés dans la cavité du thorax et dans celle de l'abdomen.

Tant qu'un anévrysme de cette espèce est encore caché dans la poitrine ou dans le bas-ventre, on ne peut que soupçonner son existence ; car les incommodités qu'il cause, les douleurs que ressent quelquefois le malade, les pulsations même qu'il rapporte à un point particulier, sont des symptômes communs à beaucoup d'autres maladies. L'irrégularité du pouls est encore un signe plus équivoque : l'expérience a prouvé d'ailleurs qu'un anévrysme interne ne pouvoit acquérir un volume assez considérable sans manifester sa présence par aucun signe. L'infirmier dont j'ai déjà parlé (23), mourut subitement au milieu de la nuit, de la rupture d'un anévrysme de la crosse de l'aorte. La tumeur avoit au moins le volume du poing. Cependant jamais cet individu ne s'étoit plaint d'aucune indisposition qui pût faire présumer l'existence de cette maladie.

31. Il est bien rare que les malades succombent aussi vîte. Le plus ordinairement la tumeur continue de faire des progrès ; elle use peu à peu les os qui font obstacle à son développement ; elle se manifeste enfin à la partie supérieure et antérieure de la poitrine, si la maladie est à la crosse de l'aorte ; et sur le côté de la colonne vertébrale, si elle occupe l'aorte descendante. Cette tumeur se présente alors avec tous les caractères de l'anévrysme externe parvenu à son second degré. Elle croît avec rapidité, et parvient quelquefois jusqu'au volume de la tête d'un enfant, les battemens y sont plus ou moins sensibles ; elle est rénitente, et ne cède que très-peu sous la compression, etc.

Tous les autres symptômes qui accompagnent cette maladie, ne sont que des épiphénomènes relatifs aux dérangemens plus ou moins grands qu'elle occasionne dans les viscères de la poitrine et de l'abdomen. Ces effets sont extrêmement variés, soit dans leur nature, soit dans leur intensité : il n'entre pas dans mon plan de m'en occuper ici.

32. Les anévrysmes internes ne se terminent pas toujours par la rupture du sac anévrysmal. Quelquefois le malade périt de leucophlegmatie ; d'autres fois il meurt suffoqué : quelques-uns tombent dans le marasme ; on en a vu mourir dans des accès convulsifs.

Un cordonnier, âgé d'environ quarante ans, portoit à la partie supérieure et antérieure de la poitrine, un anévrysme énorme, pour lequel il se fit transporter au grand hospice d'humanité, peu de temps après la mort de *Desault*. Il fut placé dans la salle des opérations.

Lorsque je vis le malade pour la première fois, sa tumeur avoit au moins vingt pouces de circonférence, la partie moyenne étoit élevée en pointe, les tégumens qui recouvroient ce point élévé, étoient amincis et d'un rouge livide, la respiration étoit courte et laborieuse ; la plus légère quantité d'alimens rendoit encore plus pénible l'exercice de cette fonction. Le malade ne pouvoit rester couché sur le dos sans être menacé de suffocation. Je m'attendois à tout moment à voir la poche anévrysmale se crever ; j'appris un matin, en me rendant au lit du malade, qu'il étoit mort suffoqué. Je regrette beaucoup de n'avoir pu assister à l'ouverture de son cadavre.

Anatomie des anévrysmes internes.

33. L'ouverture des corps nous apprend que cette maladie est très - fréquente dans les vieillards. La crosse de l'aorte en est beaucoup plus fréquemment attaquée que l'aorte descendante ; mais la portion pectorale de cette dernière y est moins souvent exposée que sa portion abdominale. Quel que soit le siége de cette maladie, lorsqu'on la dissèque, on n'y remarque rien que ce qui a été décrit (23) à l'occasion de l'anévrysme vrai externe. Cependant on trouve plus souvent ici les parois du sac d'une consistance cartilagineuse ; on rencontre même quelquefois dans leur épaisseur de véritables concrétions osseuses. Les os sont en partie détruits, les viscères voisins ont été déplacés, leur forme naturelle est altérée, ils ont con-

tracté de fortes adhérences , soit entre eux , soit avec l'extérieur du kiste.

34. *Foubert* est un des auteurs modernes qui a distingué avec le plus de précision l'anévrysme faux primitif de l'anévrysme faux consécutif. (*Mém. sur l'anév. faux.*) Ce sont en effet deux maladies bien distinctes, et qu'il est extrêmement important de ne point confondre (*a*).

Lorsqu'une artère a été ouverte dans un des points de sa circonférence , le sang qui s'en échappe s'infiltre dans le tissu cellulaire , si la plaie extérieure n'est pas parallèle à celle de l'artère. Il s'insinue peu à peu dans toutes les cellules de ce tissu , depuis l'ouverture de l'artère , jusqu'aux extrémités du membre qui se tuméfie et devient douloureux. C'est cette infiltration subite du sang artériel qu'on nomme anévrysme faux primitif, parce qu'elle suit immédiatement la lésion du vaisseau. On la désigne encore par les noms d'anévrysme *diffus*, anévrysme par *dissémination*.

35. L'anévrysme faux primitif est donc toujours le résultat de l'ouverture d'une artère ; il survient souvent à la suite de la piqûre de l'artère brachiale ; cependant il n'est aucune artère du corps dont la blessure n'ait donné lieu à cette maladie. On la reconnoîtra facilement , lorsqu'à la suite d'une plaie située sur le trajet, ou dans le voisinage

---

(*a*) *Bell* me paroît avoir confondu ces deux maladies ; aussi tout ce que cet auteur a écrit sur leur traitement , m'a-t-il paru peu intelligible.

d'une artère, le malade aura perdu une certaine quantité de sang vermeil, et qu'en
même temps le membre blessé se sera tuméfié
très-rapidement, et aura contracté une couleur marbrée. Cette tuméfaction n'est point
circonscrite, on n'y découvre point de battemens sensibles; mais en appliquant la main
sur la plaie, on sent ordinairement un léger
frémissement.

36. C'est presque toujours au défaut de
connoissances anatomiques, ou à un examen
trop superficiel, qu'on doit rapporter les
méprises funestes auxquelles cette maladie
a trop souvent donné lieu. J'en choisirai un
exemple dans l'ouvrage du cit. *Deschamps.*
(*Essai sur la ligat. des artères.*) Le nommé
Pienois, âgé de 25 ans, attaché au service
du citoyen Baujon, fut blessé d'un coup de
couteau à la partie supérieure moyenne et
interne du bras. L'instrument vulnérant qui
avoit été enfoncé au côté externe du muscle
biceps (*scapulo-radial*), fut dirigé de bas
en haut et de dehors en dedans vers l'artère
axillaire qu'il atteignit à sa partie inférieure
et à son côté externe. Le malade perdit beaucoup de sang; cependant ce ne fut qu'au
huitième jour de la blessure, et à l'occasion
d'une nouvelle hémorrhagie, que le chirurgien qui donnoit des soins à ce malade,
soupçonna enfin la gravité de cette maladie,
et fit appeler le citoyen *Deschamps.*

37. Le fait suivant est tiré de la pratique
de *Desault.* Un vigneron de Surêne, plus
que sexagénaire, se blessa lui-même d'un
coup de serpette à la partie supérieure et
antérieure de la jambe; cette plaie donna

lieu à une hémorrhagie considérable. Un chirurgien de Paris, qui étoit alors sur les lieux, ne soupçonnant pas sans doute la véritable cause de la tuméfaction qui étoit survenue, conseilla l'application de cataplasmes émolliens ; mais l'engorgement et la douleur ayant continué de faire des progrès, le malade se fit transférer à l'hôpital de la Charité, dont *Desault* étoit alors chirurgien en chef. A peine ce célèbre praticien fut-il informé de toutes les circonstances de la maladie, qu'il jugea que l'artère tibiale antérieure avoit été ouverte à sa partie supérieure. Sur le champ Desault se décida à découvrir cette artère et à en faire la ligature : l'opération fut faite sans difficulté, mais le malade mourut quelques jours après des suites d'une supuration très-abondante, occasionnée par l'infiltration sanguine de tout le tissu cellulaire de la jambe. J'ai vu opérer dans l'un des hôpitaux militaires de Compiegne un anévrysme faux consécutif, situé à la partie inférieure de l'artère poplitée, et survenu à la suite d'un coup de baïonnette qui avoit ouvert cette artère quelques mois auparavant. Le caractère de cette plaie avoit été méconnu par les chirurgiens qui avoient donné les premiers soins à ce malade.

38. L'anévrysme faux consécutif ou *circonscrit*, auquel on donne encore le nom d'anévrysme *sacciforme*, est produit de la manière suivante. Lorsqu'une artère un peu considérable a été ouverte, si l'art n'a pas employé tous les moyens propres à l'oblitérer, il a laissé subsister le germe d'une

Anévrysme faux consécutif ; son æthiologie.

maladie dangereuse qui ne manquera pas de se développer tôt ou tard .A l'endroit même où cette artère a été blessée, on verra s'élever une tumeur qui augmentera de volume avec une vîtesse proportionnée à l'ouverture de l'artère, à la résistance des parties voisines et au genre d'exercice auquel se livrera le malade.

Pour que cette maladie puisse se former, il ne suffit pas qu'une artère ait été ouverte ; il faut encore que la compression exercée au moment même de la blessure, sans oblitérer l'artère, ait empêché l'effusion du sang et son infiltration dans le tissu cellulaire.

Ses symptômes et ses différens degrés.

39. L'anévrysme circonscrit n'est d'abord qu'une tumeur peu volumineuse, qui ne cause ni douleur ni changement de couleur à la peau. Cette tumeur a des pulsations isochrones à celles des artères ; elle disparoît lorsqu'on la presse fortement, et fait sentir en fuyant une sorte de frémissement.

Cependant cette tumeur que je suppose déja parvenue au volume d'une grosse noix, continue de faire des progrès, mais presque toujours son accroissement est uniforme. Elle conserve encore sa forme régulière, mais elle commence à devenir rénitente. Elle ne diminue plus autant lorsqu'on la comprime, et ses battemens ne sont plus aussi manifestes.

40. Un anévrysme circonscrit peut demeurer stationnaire pendant plusieurs années; il peut aussi acquérir un volume énorme dans un espace de temps très-court. On a vu des malades porter pendant plus de dix ans

de semblables tumeurs ; on en a vu d'autres succomber au bout de quelques mois.

41. Si l'on rapproche le tableau de cette maladie, de celui d'un anévrysme vrai , on sentira qu'il y doit se présenter des circons·tances dans lesquelles il deviendroit très-difficile de les distinguer si l'on négligeoit d'étudier leurs signes commémoratifs.

42. L'anévrysme faux consécutif , quant à la dissection , diffère peu de l'anévrysme vrai , jusqu'à ce qu'on soit parvenu dans la poche anévrysmale. Les caillots qui la remplissent sont ordinairement plus denses. L'artère qu'on trouve presque toujours située à la base de la tumeur , ne diffère de l'état sain que par une ouverture , tantôt circulaire et tantôt ellyptique qu'on y remarque, et dans laquelle on peut presque toujours introduire le bout du petit doigt, quelle qu'ait été la forme de l'instrument vulnérant.

43. Cette dernière disposition a été observée et décrite par plusieurs auteurs. Elle a fixé l'attention du citoyen *Boyer* dans deux cas particuliers. d'anévrysme faux consécutif. Dans le premier , l'artère fémorale qui étoit le siège de la maladie , avoit été ouverte par une lame de canif ; dans le second , la même artère avoit été blessée par la pointe d'un sabre très-aigu. Les deux malades ayant été opérés , le premier par *Desault* , en présence du citoyen Boyer, et le second par le cit. *Boyer* lui-même (127); celui-ci remarqua dans l'un et l'autre cas, 1.º que l'ouverture qui établissoit communication entre le tube artériel et la poche anévrysmale , étoit de forme ovalaire ; 2.º

que l'artère n'étoit dilatée dans aucun point. On peut conclure de ces observations, que dans l'anévrysme faux consécutif, les ligatures du bout supérieur, et celles du bout inférieur peuvent toujours être placées très-près les unes des autres.

44. L'anévrysme variqueux qu'on a aussi appellé anévrysme *par anastomose*, *varice anévrysmale*, a été d'abord observé et décrit par *Guillaume Hunter*. Il a éte observé depuis par plusieurs praticiens, soit en France, soit en Angleterre, etc. J'ai eu il y a quelques années l'occasion de voir un exemple de cette maladie à l'hôpital militaire du Val-de-grâce. Dans ce cas, comme dans tous ceux qui ont été publiés jusqu'à ce jour, la maladie étoit survenue à la suite d'une saignée. La tumeur étoit très-peu volumineuse, mais la veine basilique étoit dilatée dans plus de la moitié de sa longueur. On y appercevoit très-distinctement des battemens isochrones à ceux du pouls. Lorsqu'on approchoit l'oreille du pli du bras, on y entendoit un bruissement particulier. Le malade disoit ressentir une douleur gravative dans toute l'extrémité affectée, dont d'ailleurs il ne paroissoit faire aucun usage ; toutes les veines de l'avant-bras étoient sensiblement dilatées. Les autres phénomènes que me présenta cette maladie étoient tellement semblables à ceux que le citoyen *Sabatier* a observés sur un malade dont il nous a transmis l'histoire, (*Médec. opér. tom.* 3.) que je crois superflu de les retracer ici.

45. *Hunter* a très-bien fait connoître la

nature de cette maladie, et il en a développé
le méchanisme avec beaucoup de sagacité.
On voit qu'elle est toujours le résultat d'une
anastomose qui s'établit entre une artère et
une veine à la faveur d'une plaie qui les a
intéressées l'une et l'autre, et qu'elle ne peut
avoir lieu que lorsque la veine est pour ainsi
dire collée à l'artère.

46. Les quatre espèces d'anévrysmes dont
je viens de faire mention, sont les seules
jusqu'ici bien avérées : cependant des auteurs, d'ailleurs très-recommandables, des
praticiens célèbres, ont admis une autre
espèce d'anévrysme qu'ils ont appelée anévrysme *mixte*, et dont ils ont même distingué deux variétés. La première qu'ils ont
nommée anévrysme *mixte externe* a lieu,
selon eux, lorsqu'une tumeur anévrysmale
est formée seulement par la tunique celluleuse, les deux tuniques intérieures ayant
été rompues.

L'anévrysme mixte n'existe point.

Jai dit (23) que dans l'anévrysme vrai
parvenu à sa seconde époque, on trouvoit
constamment la tunique interne et la tunique
fibreuse rompues, et leurs bords irrégulièrement frangés vers la base de la tumeur,
de manière que la poche anévrysmale étoit
à cette époque uniquement formée par la
tunique celluleuse. L'anévrysme mixte externe n'est donc qu'un degré particulier de
l'anévrysme vrai : ce n'est point une maladie
nouvelle, mais plutôt un nouveau nom donné
à une maladie connue depuis long-temps.

47. Quant à la seconde variété d'anévrysme mixte qu'on a supposé formée par

la dilatation de la tunique interne, je la regarde comme un être purement imaginaire. Voici comment on a essayé d'en expliquer l'origine.

Si la pointe d'un instrument aigu, a-t-on dit, vient à couper les tuniques extérieures d'une artère, sans intéresser sa tunique interne, celle-ci n'ayant point assez de force pour résister à la pression latérale du sang, sera poussée en dehors et s'échappera à travers l'ouverture correspondante des deux tuniques extérieures ; à peu près comme dans la hernie inguinale, le péritoine poussé par les intestins s'échappe à travers l'écartement des deux piliers qui forment l'anneau. De-là l'expression employée par quelques auteurs pour désigner cette prétendue maladie : *anevrisma herniam arteriae sistens.*

On a imaginé aussi que des vers logés dans l'épaisseur des tuniques artérielles, pourroient, en altérant leurs tuniques extérieures, devenir la cause déterminante de cette maladie.

48. Pour se convaincre de la futilité de cette æthiologie, il suffira de se rappeler ce qui a été dit (6 et 23) du peu d'extensibilité de la tunique interne.

Quant aux vers dont je viens de parler, ils n'ont point encore été observés dans le corps de l'homme, et il ne paroît pas que dans les animaux dans lesquels on les a rencontrés, ils aient en effet déterminé la formation de cette prétendue espèce d'anévrysme. *Haller* assure à la vérité d'une manière positive, qu'il a vu plusieurs fois cette maladie se former sous ses yeux, dans des expériences pratiquées à dessein, et qui consistoient à inciser, avec la pointe d'un instrument très-acéré, les tuniques extérieures des artères mésentériques de la grenouille. Mais peut-on compter sur des expériences aussi fines, pratiquées sur des vaisseaux qu'on ne peut appercevoir qu'à l'aide du microscope? *Haller* a-t-il bien pu s'assurer lui-même qu'il n'intéressoit que les tuniques extérieures de ces artères? et cette petite tumeur qu'il voyoit à chaque expérience se former sous ses yeux, n'étoit-elle point due au passage de quelques globules sanguins dans le tissu cellulaire ambiant, plutôt qu'à la dilatation de la tunique interne? Enfin, les faits avancés par ce célèbre physiologiste, fussent-ils absolument incontestables, l'analogie qui en seroit le résultat, prouveroit tout au plus la possibilité, mais non pas l'existence réelle de l'anévrysme mixte interne.

Maintenant, qu'on lise avec attention les faits pathologiques qui ont été présentés par les auteurs, comme autant d'observations de cette espèce de maladie, et l'on reconnoîtra que tous ces prétendus anévrysmes mixtes n'étoient que des anévrysmes circonscrits.

TROISIÈME SECTION.

Méthodes curatives de l'Anévrysme.

49. POUR pouvoir apprécier les moyens que l'art peut opposer à une maladie, il faut

avoir examiné d'abord les ressources que la nature emploie pour la combattre ; car ce n'est jamais qu'en imitant la nature, ou mieux encore en marchant sur ses traces, que l'art peut offrir des secours salutaires.

Prognostic de l'anévrysme livré à la nature.

50. Un anévrysme vrai abandonné à lui-même finit presque toujours par faire périr le malade. Les anévrysmes internes, contre lesquels nos ressources sont si impuissantes, nous confirment chaque jour cette triste vérité. Cependant on trouve dans les observateurs un grand nombre d'exemples d'anévrysmes vrais très-considérables guéris spontanément. Le citoyen *Lassus* en a rassemblé quelques-uns qui sont très-intéressans. (*Médecine opératoire, tome 2.*) Lorsque cette terminaison heureuse a lieu, les battemens cessent dans la tumeur, son volume diminue graduellement, et il ne reste plus à sa place qu'un noyau très-dur, et qui quelquefois se réduit à un si petit volume, qu'on ne peut plus le reconnoître qu'en le touchant avec les doigts. A l'ouverture du cadavre, on trouve l'artère oblitérée dans un trajet plus ou moins long, et les artères collatérales qui naissent au-dessus de la tumeur, sont sensiblement dilatées.

51. L'anévrysme faux consécutif doit aussi être regardé comme une maladie extrêmement grave et même mortelle. Cependant, lorsque cette maladie est livrée à la nature, on observe quelquefois que le malade n'arrive au dernier terme qu'après une longue suite d'années. On lit dans les écrits des observateurs des exemples d'anévrysmes faux consécutifs qui ont été plus de dix ans avant

d'acquérir

d'acquérir un volume tel qu'on pût s'attendre à une rupture prochaine. *Saviard* parle d'un homme qui porta, pendant vingt ans, un anévrysme faux consécutif de l'artère brachiale. Cet anévrysme demeura stationnaire pendant tout ce long intervalle, quoique le malade se livrât habituellement à des travaux pénibles.

On trouve aussi beaucoup d'exemples d'anévrysmes faux consécutifs, guéris radicalement par les seules ressources de la nature.

52. L'ancienneté et le volume considérable de la tumeur, sont en général des circonstances favorables au succès de l'opération d'un anévrysme, sur-tout lorsque ces deux circonstances se trouvent réunies, comme il arrive quelquefois dans l'anévrysme faux consécutif. En effet, plus la tumeur est volumineuse, plus le sang coagulé qu'elle contient oppose d'obstacles au sang liquide qui tend à la traverser; plus elle est ancienne, et plus les artères collatérales ont eu le temps de se dilater.

53. Quand un anévrysme faux primitif est abandonné à lui-même, le malade périt ordinairement d'hémorrhagie; quelquefois l'infiltration excessive du tissu cellulaire du membre y suffoque, pour ainsi dire, la vie, et y appelle la gangrène. Si cette infiltration est moins considérable, elle peut donner lieu à des abcès gangreneux, à des supurations abondantes auxquelles le malade résistera d'autant moins, qu'il sera plus âgé et d'une constitution moins vigoureuse.

Si l'anévrysme faux primitif n'a été suivi

C

d'aucun de ces accidens, et que cependant il nait point été guéri radicalement, il deviendra le principe d'un anévrysme faux consécutif. Le commentateur de *Boerhaave* parle d'un homme qui, à la suite d'une plaie dans laquelle l'artère axillaire avoit été ouverte, eut une hémorrhagie si considérable, qu'il étoit prêt à succomber, lorsqu'une syncope salutaire vint l'arracher au trépas. Sa guérison fut complète relativement à l'artère axillaire, mais le membre s'atrophia et il devint impossible au malade de s'en servir.

54. Les observations d'anévrysmes variqueux, qui ont été publiées jusqu'à ce jour, me portent à regarder cette maladie comme peu dangereuse ; on ne lui a point encore vu acquérir un volume énorme, et nécessiter les secours de la chirurgie. Il suffit en général de lui opposer les moyens palliatifs dont je parlerai bientôt. Guillaume *Hunter* donna à l'un des malades dont il a publié l'histoire, le sage conseil de renoncer à sa profession de cordonnier, pour embrasser celle de perruquier, dans laquelle les bras sont presque toujours élevés, et qui n'exige d'ailleurs qu'un exercice très-léger.

Cure palliative.

55. Tous les anévrysmes ne sont pas susceptibles d'une guérison radicale, soit à raison de leur situation, soit à cause de l'état dans lequel se trouve le malade ; celui-ci d'ailleurs refuse quelquefois de se soumettre à l'opération la mieux indiquée. Faudra-t-il, dans tous ces cas, que l'homme de l'art reste spectateur oisif de la maladie, et dans la

triste impossibilité d'en suspendre la marche, ne pourra-t-il pas du moins la ralentir ?

Le régime qu'il convient d'employer pour parvenir à ce but, doit tendre à diminuer l'impulsion du sang. On ne permettra donc à celui qui est affecté de cette maladie qu'une modique quantité d'alimens de facile digestion ; on lui interdira l'usage des boissons échauffantes, telles que liqueurs spiritueuses, café, etc. Il devra s'abstenir de tout exercice un peu fatigant ; il évitera surtout les emportemens de la colère et l'excès des plaisirs de Vénus (*a*). Une température trop chaude ou trop froide sont également préjudiciables à ceux qui portent des anévrysmes internes : la première en raréfiant toute la masse des humeurs ; la seconde en refoulant le sang de l'extérieur vers l'intérieur, peuvent accélérer la marche de la maladie. Mais c'est sur-tout le passage subit d'une température très-élevée à un froid excessif, qui peut devenir funeste. *Morgagni* parle d'un hiver très-rigoureux, pendant lequel il mourut un grand nombre d'individus affectés d'anévrysmes internes. Il remarque qu'ils périrent presque tous en passant d'un lieu dont la température étoit très-élevée, dans celle de l'air athmosphérique.

56. Quoique la maladie qui fait le sujet de cette dissertation ait été observée très-anciennement, ce n'est que dans les écrits

Cure radicale.

(*a*) Il est vraisemblable que l'infirmier dont j'ai parlé plus haut, et qui mourut subitement de la rupture d'un anévrysme de la crosse de l'aorte, expira pendant l'acte de la génération.

C 2

des modernes qu’on peut puiser des idées exactes sur son traitement.

Quelque nombreux que paroissent au premier coup-d’œil les moyens par lesquels on a cherché à combattre les diverses espèces d’anévrysmes, je crois pouvoir les ranger tous en quatre classes principales qui constitueront chacune une méthode particulière.

Quatre méthodes de traitement.

57. Je désigne la première de ces méthodes sous le nom de traitement interne; la seconde est la méthode de compression; la troisième consiste dans la ligature; enfin, l’amputation du membre ayant été proposée comme unique moyen curatif de certains anévrysmes des extrémités, je ne puis m’empêcher de la considérer comme une méthode particulière. Chacune de ces méthodes embrasse elle-même une foule de procédés divers; je ne m’arrêterai ici qu’à ceux qui, à raison de leur importance, ont fixé l’attention des plus célèbres praticiens.

Traitement interne.

58. La méthode de traiter les anévrysmes par le régime et les médicamens, soit internes, soit externes, est connue sous le nom de *méthode de Valsalva*. Elle a été décrite d’abord par *Morgagni*. Elle consiste à soumettre le malade à un régime extrêmement sévère. Après lui avoir fait pratiquer plusieurs saignées, Valsalva diminuoit graduellement la nourriture et la boisson du malade, jusqu’à ce qu’il fût parvenu à ne lui accorder qu’une demi-livre de bouillie le matin et un peu moins le soir. Il ne donnoit pour boisson qu’une certaine quantité d’eau à laquelle il mêloit un peu de gelée de coing, ou quelque autre substance analogue. Lorsqu’il avoit

ainsi exténué le malade au point de le réduire à ne pouvoir se lever de son lit, il le ramenoit par degrés à une quantité plus considérable d'alimens, jusqu'à ce que ses forces fussent entièrement rétablies.

Valsalva a eu l'occasion de se convaincre de l'efficacité de sa méthode, en faisant l'ouverture du cadavre d'un homme qu'il avoit guéri quelque temps auparavant d'un anévrysme interne, et qui étoit mort d'une maladie absolument étrangère à celle-ci. Il trouva que la partie de l'artère aorte qui avoit été le siége de l'anévrysme, avoit non-seulement repris son calibre naturel, mais qu'elle conservoit en cet endroit une sorte de callosité.

59. *Morgagni* rapporte quelques exemples d'anévrysmes internes, dans lesquels on voit que les malades ont obtenu un soulagement marqué par l'usage des lotions des bras et dès mains, ou même par l'immersion de ces parties dans l'eau chaude, et par de légères frictions exercées pendant cette immersion. Sans doute ces moyens ont agi en facilitant la circulation locale et en dégageant ainsi la tumeur. On peut donc regarder ce moyen comme propre à seconder utilement la méthode de Valsalva.

60. Cette méthode qui n'avoit été proposée par son auteur que contre les anévrysmes internes, peut être employée avec le même espoir de succès contre les anévrysmes externes. Le citoyen *Sabatier* est parvenu à guérir radicalement par cette méthode un anévrysme considérable, situé au devant de l'extrémité humérale de la clavicule, et sur-

venu à la suite d'un coup d'épée. (*Méd. opér. tome* 3.) Il est évident que la maladie étoit un anévrysme faux consécutif de l'artère axillaire. Ce n'est donc point en rendant à l'artère son calibre primitif, que le citoyen Sabatier est parvenu à guérir ce malade, puisque dans l'anévrysme faux consécutif, l'artère n'est point dilatée (42).

Il seroit bien intéressant de savoir si l'artère axillaire fut oblitérée, ou si le petit noyau compact auquel se reduisit la tumeur, offrit à l'effort latéral du sang un obstacle insurmontable. Quoi qu'il en soit, le citoyen *Sabatier* seconda le régime débilitant qu'il prescrivit à ce malade, soit par l'usage intérieur des pilules d'*Helvétius*, et d'une limonade fort acide faite avec l'eau de Rabel et le sirop de grande consoude, soit par l'application d'un sachet à moitié plein de farine de tan, et trempé dans de gros vin rouge.

61. On a proposé aussi d'appliquer sur les tumeurs anévrysmales, des compresses imbibées d'une dissolution d'opium. J'ai vu essayer ce moyen à l'hospice de l'Ecole de Médecine de Paris, sur un malade qui portoit un anévrysme vrai très-considérable à la partie supérieure et interne de la cuisse. Les douleurs qu'éprouvoit ce malade, en furent d'abord sensiblement soulagées ; la tumeur parut même un peu diminuée ; mais ces bons-effets ne se soutinrent pas long-temps, et la maladie reprit bientôt son cours ordinaire. J'ai appris que ce malade étoit mort depuis à l'hospice du Nord, où il avoit été transféré. Le citoyen *Dubois*, chargé en chef de l'hospice de l'Ecole de Médecine,

avoit fait aussi sur cette maladie l'essai d'un moyen proposé par le citoyen *Guérin*, de Bordeaux, et dont il me reste à dire deux mots.

62. Ce praticien a publié, par la voie du journal de la Société de Médecine de Paris, une dissertation dans laquelle il rapporte plusieurs exemples de guérisons d'anévrysmes vrais, obtenues par l'emploi de sa méthode. Elle consiste, 1.º à faire prendre au malade des tisanes acidulées avec l'eau de Rabel; 2.º à appliquer sur la tumeur des compresses trempées dans l'oxycrat fait avec neuf parties d'eau et une de vinaigre. Pendant la durée du traitement, le malade doit garder le repos et user de peu d'alimens.

Moyen proposé par le cit. Guérin.

Parmi les malades dont le citoyen *Guérin* dit avoir obtenu la guérison radicale par l'emploi de ce traitement, il en est un dont la tumeur s'étendoit de la partie postérieure de la clavicule à la base de l'os maxillaire inférieur. Je suis bien éloigné de vouloir ici élever un doute injurieux à la véracité du citoyen *Guérin*; mais j'avoue que j'ai peine à concevoir qu'un anévrysme aussi volumineux ait été guéri radicalement dans le court espace de temps pendant lequel il fut confié aux soins du citoyen *Guérin*. J'ai rapporté (28) l'observation d'une tumeur scrophuleuse située dans la même région, et qui avoit été prise pour un anévrysme. Seroit-il impossible que le citoyen *Guérin* s'en fût laissé imposer par les battemens imprimés à une semblable tumeur par l'artère axillaire? J'ai entendu raconter à *Chopart* qu'il avoit commis une semblable méprise à l'égard d'une tumeur située au creux du jarret. Cette tumeur ayant disparu peu-à-peu, *Chopart* eût regardé ce fait comme un exemple de guérison spontanée de l'anévrysme vrai, s'il n'eût été désabusé par un de ses collègues.

Quoi qu'il en soit des observations publiées par le citoyen *Guérin*, les essais qui ont été faits de sa méthode, soit à l'Hôtel-Dieu, soit à l'infirmerie des Invalides, soit à l'hospice des Ecoles, n'ont pas produit les résultats avantageux qu'on avoit droit d'en attendre après la lecture de sa dissertation.

Conclusion. 63. De tout ce qui a été dit jusqu'ici, on peut conclure, 1.º que la méthode de *Valsalva* sagement combinée, soit avec les modifications du citoyen *Guérin*, soit avec l'application des topiques astringens, peut être tentée non-seulement contre les anévrysmes internes, mais encore contre les anévrysmes externes qui ne sont pas susceptibles d'opération. 2.º On ne doit, suivant la judicieuse remarque de *Morgagni*, attendre quelque succès de la méthode de Valsalva que quand on l'emploie pour un anévrysme peu avancé, et dans lequel la tumeur est encore formée par la dilatation de toutes les tuniques artérielles.

Deuxième méthode. Compression. 64. La compression ayant été proposée contre toutes les espèces d'anévrysmes, il s'agit de déterminer les cas dans lesquels ce moyen doit être admis ou rejetté. Afin de procéder méthodiquement à cet examen, j'analyserai successivement les effets de la

compression dans chaque anévrysme en particulier.

65. C'étoit dans la vue de ralentir la
marche des anévrysmes de la crosse de
l'aorte, qu'on avoit proposé d'exercer une
compression modérée sur ces anévrysmes,
lorsqu'ils sont parvenus à un volume assez
considérable pour se montrer à l'extérieur.
Les effets funestes qui en sont résultés n'ont
pas tardé à faire renoncer à ce moyen. Plus
d'une fois, en effet, il est arrivé que cette
compression, en ulcérant la peau déjà
amincie, avoit accéléré la rupture du sac:
d'autres fois on a vu la tumeur céder en
apparence aux moyens compressifs ; mais
bientôt l'ouverture du cadavre démontroit
qu'elle avoit augmenté de volume dans l'intérieur de la poitrine, à mesure qu'elle
avoit diminué extérieurement.

66. Pour l'anévrysme vrai externe comme
pour l'anévrysme faux consécutif, on a
proposé, tantôt d'exercer la compression
sur la tumeur même, et tantôt de l'exercer
au-dessus de la tumeur sur une partie saine
de l'artère. Le but qu'on paroît s'être proposé dans l'un ou l'autre cas, étoit d'aplatir
l'artère, de l'oblitérer en déterminant l'ag-
glutination des divers points de sa surface
intérieure. On a employé, pour y parvenir,
diverses machines dont on peut voir les
descriptions et les dessins dans les ouvrages
de *Scultet*, de *Heister*, de *J. L. Petit*, *et*
dans le mémoire de *Foubert* sur l'anévrysme
faux. Quelquefois on a exercé la compression au moyen d'une petite plaque de bois,
d'une pièce de métal, etc.

67. Quel que soit le moyen dont on fasse usage, il faut, 1.º qu'il ne puisse se déplacer ni se relâcher que très-difficilement; 2.º qu'il soit construit et appliqué de manière que la compression ne porte que sur l'artère et sur le point du membre diamétralement opposé. Si la compression étoit circulaire, elle s'opposeroit au passage du sang par les artères collatérales, et par conséquent au rétablissement de la circulation. Elle sera d'ailleurs d'autant plus efficace, que l'artère sera placée plus près des tégumens, et qu'elle pourra trouver dans un os voisin un point d'appui plus solide et plus invariable. Une artère placée au milieu des parties molles, ou éluderoit la compression, ou exigeroit, pour pouvoir être aplatie, une force capable de meurtrir ou d'étrangler toutes les parties molles dont elle est environnée. Enfin cette compression devra être continuée pendant très-long-temps. L'expérience a prouvé qu'il ne falloit pas moins de trois ou quatre mois pour oblitérer l'artère brachiale à sa partie inférieure.

68. Si c'est sur la tumeur même que la compression est appliquée, elle sera d'autant plus efficace, que celle-ci sera moins volumineuse, qu'elle contiendra un sang plus liquide et plus susceptible de rentrer dans le torrent de la circulation. Je pourrois rapporter une foule d'exemples d'anévrysmes vrais, et faux consécutifs, guéris par la compression. On peut consulter à ce sujet les ouvrages de *J. L. Petit*, de *Foubert*, et ceux des citoyens *Sabatier* et *Lassus*.

On voit d'après ce qui vient d'être dit,

Compression sur la tumeur.

que la compression peut être employée avec espoir de succès, lorsque la maladie a son siége à la partie inférieure de l'artère brachiale, ou même à sa partie supérieure, à l'endroit où elle appuie immédiatement sur la face interne de l'humérus. On pourroit encore faire usage de ce moyen pour un anévrysme de l'extrémité inférieure de l'artère radiale.

Il suit encore de ce qui a été dit précédemment, que, lorsqu'une tumeur est devenue très-volumineuse, quelle que soit d'ailleurs sa position, on ne doit plus songer à la comprimer. Il en est de ces sortes de tumeurs comme des anévrysmes internes. La compression ne pouvant être appliquée sur tous les points de la tumeur, celle-ci acquerra dans un sens les dimensions qu'elle perdra dans un autre.

69. On a imaginé à la vérité des bandages particuliers propres à exercer une compression uniforme sur toute la convexité de la tumeur ; mais le plus souvent on a été obligé de renoncer à leur emploi, soit parce qu'ils occasionnoient des douleurs insupportables, soit parce qu'ils augmentoient les progrès du mal. Le citoyen *Dubois* ayant fait aussi l'essai de ce moyen sur le malade dont j'ai déja parlé (61), fut bientôt obligé de l'abandonner.

70. C'est sur-tout en Italie que la compression au-dessus de la tumeur a été mise en usage. Les praticiens qui l'ont employée en ont obtenu des succès très-variés. Tantôt la tumeur a diminué et s'est réduite à un petit noyau très-dur, tantôt elle s'est abcédée

Compression au-dessus de la tumeur.

après l'oblitération de l'artère ; quelquefois cette compression n'a produit aucun effet marqué. Comme dans presque tous les cas où elle a été couronnée du succès, elle a été exercée, non-seulement au-dessus, mais aussi sur la tumeur, il est bien difficile de pouvoir en apprécier les résultats. Au reste, dans tous les cas où cette compression a été efficace, je suis convaincu qu'elle n'a pu l'être qu'en oblitérant l'artère, quoiqu'elle n'ait été employée quelquefois que dans la vue de ralentir le cours du sang. (*Guattani de externis anevrysmatibus.*)

71. Si la compression ne peut guérir une tumeur anévrysmale qu'en oblitérant l'artère, soit au-dessus, soit au lieu même qui est affecté ; elle agit donc à la manière de la ligature, et c'est avec ce dernier moyen qu'il faut la comparer.

Le seule avantage que présente la compression sur la ligature, c'est d'épargner au malade les douleurs d'une opération ; mais combien cet avantage est d'un foible poids, lorsqu'on le rapproche des inconvéniens qu'entraîne cette méthode, et qu'on n'a point à reprocher à la ligature ! Il faut un temps très-long pour oblitérer une artère par la compression ; les moyens méchaniques qu'on emploie pour l'exercer, se relâchent et se déplacent facilement : quelque méthodique que soit leur application, ils compriment toujours plus ou moins les artères collatérales. Enfin, malgré toutes les précautions que l'art peut suggérer pour en assurer le succès, la compression manque souvent son but. Le malade de *Saviard,* dont j'ai déja parlé (51), vit tout-à-coup s'accroître une tumeur anévrysmale qui, pendant vingt ans, étoit restée stationnaire; cette tumeur avoit été traitée par la compression. (*Observ. 61.*)

72. Considérée comme moyen préparatoire à l'opération, la compression pourroit peut-être offrir une utilité plus réelle, si on l'exerçoit modérément sur une tumeur déja volumineuse. L'expérience a prouvé que, toutes choses égales d'ailleurs, l'opération de l'anévrysme réussissoit d'autant mieux, que la tumeur étoit plus ancienne. Une compression modérée, en ajoutant aux obstacles que le sang rencontre déjà dans le tronc principal, pourroit peut-être concourir utilement à dilater les artères collatérales.

73. C'est sur-tout pour l'anévrysme faux primitif que la compression a été souvent employée. C'est aussi le cas dans lequel cette méthode me paroît présenter le moins d'inconvéniens. Les différens moyens méchaniques dont j'ai parlé plus haut (66), ont presque tous été imaginés pour l'anévrysme faux primitif. Leur application exige ici les mêmes précautions, et doit être continuée avec la même persévérance. On trouve dans les observateurs des exemples très-multipliés d'anévrysmes faux primitifs guéris par la compression; elle a sur-tout réussi dans les anévrysmes de cette espèce, survenus à la suite de la piqûre de l'artère brachiale. Mais si l'infiltration du bras étoit très-considérable, si ce membre étoit déjà douloureux, la compression, en augmentant la douleur et l'engorgement, pourroit en accélérer la mortification.

Compression pour l'anévrysme faux primitif.

Dans les cas les plus favorables à l'emploi de ce moyen, je pense qu'il vaut encore mieux avoir recours à la ligature. Ces deux méthodes agissant de la même manière, c'est-à-dire en oblitérant le tube artériel, n'est-il pas évident qu'on doit préférer celle des deux qui produira le même effet de la manière la plus sûre et la plus prompte ?

Opinion de Petit et de Foubert.

74. Cette manière d'agir de la compression, c'est-à-dire en oblitérant l'artère ouverte, a été jusqu'à ces derniers temps un objet de discussion entre les plus célèbres praticiens. *J. L. Petit* (*Mém. de l'Acad. des Sc.*) et *Foubert* (*Mém. de l'Acad. de Chirurg.*) ont prétendu que la guérison radicale d'une plaie longitudinale faite à une artère un peu considérable, dépendoit de la présence d'un caillot qui, interposé entre les lèvres de cette plaie, la fermoit exactement, et finissoit par contracter avec elle des adhérences très-solides.

J. L. Petit compare ce caillot à un clou dont la tête plus ou moins volumineuse seroit placée en dehors, et dont la pointe, placée entre les lèvres de la plaie, auroit une longueur égale à l'épaisseur des parois de l'artère. Selon le même auteur, la compression doit avoir pour but de soutenir ce *bouchon sanguin*, jusqu'à ce qu'il ait contracté avec les lèvres de la plaie des adhérences assez fortes pour résister à la pression latérale du sang.

J. L. Petit présenta à l'Académie des Sciences le bras d'un homme mort subitement, deux mois après la guérison d'un anévrysme faux primitif de l'artère brachiale obtenue par la compression. Cette artère ayant été incisée longitudinalement du côté opposé à la blessure, on vit distinctement, 1.° que son calibre étoit entièrement conservé; 2.° on trouva l'ouverture de l'artère bouchée exactement par un petit caillot qui y adhéroit dans tous les points de sa circonférence.

Foubert cite également plusieurs exemples d'anévrysmes faux primitifs guéris par la compression, et dans lesquels il a trouvé, à l'ouverture du cadavre, le calibre de l'artère conservé et la plaie bouchée par un caillot. Foubert ajoute qu'il est très-probable que la compression agit toujours de cette manière.

75. On convient unanimement aujourd'hui que la compression, pour être efficace, doit nécessairement oblitérer l'artère. C'est une vérité incontestable qu'il n'est plus permis de révoquer en doute. Les guérisons obtenues par Petit et par Foubert n'étoient que des guérisons apparentes. Tôt ou tard les malades dont ils nous ont transmis l'histoire, auroient été exposés, comme tant d'autres, à des anévrysmes faux consécutifs. Tous ceux qui ont été guéris radicalement par la compression, ne l'ont été que parce que l'artère avoit été oblitérée.

Moreau, chirurgien en chef de l'Hôtel-Dieu de Paris, avoit traité par la compression un anévrysme faux primitif de l'artère brachiale; la guérison fut prompte; l'artère radiale ne cessa pas un instant de battre à la partie inférieure de l'avant-bras, et le membre conserva toujours sa chaleur naturelle. On citoit dans le temps ce fait comme péremptoire en faveur de la théorie de *J. L. Petit.* Le malade étant venu à mourir, *Lhéritier* démontra, par la dissection du bras, que l'artère brachiale avoit été oblitérée. (*Thèse soutenue aux Ecol. de Chir.*)

76. Quelques praticiens ont proposé pour l'anévrysme faux primitif de l'artère brachiale, une manière particulière d'exercer la compression. Elle consiste à comprimer dans toute sa longueur l'extrémité supérieure, au moyen d'un bandage roulé depuis le bout des doigts jusqu'à la partie supérieure du bras. *Theden* cite un cas dans lequel ce procédé a réussi. Si la guérison a été radicale, elle n'a été obtenue que par l'oblitération de l'artère. Mais ce procédé eût-il réussi dans d'autres cas, il n'en seroit pas moins évident qu'il est très-propre à s'opposer au passage du sang, soit par les branches collatérales, soit par les ramifications capillaires.

77. La ligature est le moyen le plus généralement employé aujourd'hui pour la guérison de toute espèce d'anévrysme externe. C'est en effet celui qui paroît mériter le plus de confiance. Quelle que soit la manière dont on se propose de l'exécuter, on ne doit y procéder qu'après avoir suspendu le cours du sang dans l'artère malade. Pour parvenir à ce but, il faut comprimer cette artère au-dessus de l'endroit sur lequel on veut opérer.

78. C'est à un chirurgien français, nommé *Morel*, que nous sommes redevables du premier instrument imaginé pour suspendre le

le cours du sang pendant les grandes opérations. Cet instrument, connu sous le nom de garrot, étoit d'abord très-imparfait ; mais il paroît avoir été amené successivement par les corrections de *Verduc*, *Ledran* et de *Monro*, au degré de perfection dont il étoit susceptible. Les seuls inconvéniens qu'on puisse lui reprocher aujourd'hui, sont 1.º d'exiger la main d'un aide pour pouvoir être contenu ; 2.º d'exercer une compression qui ne porte pas assez exclusivement sur l'artère principale du membre.

79. *J.-L. Petit* a donné (*Mém. de l'Acad. des Sciences*) la description de l'instrument très-ingénieux de son invention, connu sous le nom *de tourniquet de Petit* ; il seroit superflu de s'arrêter ici à décrire cet instrument et les diverses corrections qu'il a subies.

Lorsqu'on doit pratiquer l'opération de l'anévrysme sur l'extrémité supérieure, on applique le garrot ou le tourniquet à la partie supérieure et interne du bras, de manière que la compression porte uniquement sur l'artère brachiale et sur l'extrémité opposée du diamètre transversal du membre.

80. Si la maladie étoit située à la partie supérieure de l'artère brachiale, on pourroit placer le garrot au creux de l'aisselle, suivant le procédé de *Garengeot*, c'est-à-dire, en mettant sur l'artère axillaire une pelotte assez grosse pour dépasser le niveau des bords antérieur et postérieur de l'aisselle. Les deux chefs de la bande ou du lac seroient ensuite portés sur l'épaule, pour y être serrés au moyen du petit bâtonnet.

D

On pourroit encore dans ce cas, mais surtout dans celui d'un anévrysme situé à la partie inférieure de l'axillaire , comprimer cette artère à sa partie supérieure et interne dans l'endroit où elle appuie sur la première côte.

81. C'est au célèbre *Camper* que nous devons cette dernière manière d'exercer la compression. On l'exécute en appuyant fortement sur cette artère , derrière la clavicule , soit avec le pouce , soit avec l'indicateur. Lorsqu'on fait sur soi-même l'essai de ce moyen , on suspend facilement le battement du pouls à l'extrémité inférieure de la radiale. On arrête aussi l'injection poussée par la crosse de l'aorte ; mais lorsqu'il s'agit de l'appliquer sur un homme soumis à une longue opération , on sent combien il est difficile que les mouvemens auxquels il se livre involontairement , ne déplacent pas cette compression , qui d'ailleurs est extrêmement fatigante pour celui à qui elle est confiée.

82. C'est au côté interne de la cuisse et au-dessus de sa partie moyenne , qu'on doit placer le tourniquet ou le garrot , lorsqu'il est question de suspendre le cours du sang dans l'une des extrémités inférieures. On pourroit encore comprimer l'artère fémorale à sa partie supérieure , au moyen d'une bande roulée ou d'une pelotte très-dure montée sur un manche semblable à celui d'un cachet de bureau. Au moment où cette artère passe sur le corps du pubis , elle n'est séparée de la peau que par une couche de tissu cellulaire graisseux et quelques glandes lympha-

tiques. Cette manière de suspendre le cours
du sang a été employée avec succès par
Desault (Journal de Chirurgie.) et par plusieurs autres praticiens ; elle est même la
seule qui soit pratiquable, si la tumeur anévrysmale est située très-près de l'extrémité
supérieure de la cuisse.

83. Toutes les fois que la situation de la
maladie permettra d'employer à la fois plusieurs des moyens compressifs dont je viens
de faire mention, je pense qu'on ne devra
en négliger aucun. Le cit. *Talabere*, aujourd'hui chirurgien-major du régiment des
Cuirassiers, pratiquoit l'amputation de la
jambe pour une caries crophuleuse du tarse ;
le sang étoit suspendu au moyen du tourniquet ordinaire, et c'étoit à moi que cet
instrument avoit été confié. M'étant apperçu
que le sang donnoit un peu, je voulus serrer
l'instrument, mais il se rompit entre mes
mains au premier tour de vis. Je portai
aussitôt l'indicateur et le doigt du milieu sur
l'artère fémorale, à l'endroit où elle appuie
sur le pubis. J'eus le bonheur d'arrêter l'hémorrhagie jusqu'à la fin de l'opération. J'ai
eu depuis occasion de rencontrer ce malade
à la maison nationale des Invalides.

84. Lorsque le chirurgien s'est rendu
maître du sang, il peut procéder à la ligature
du vaisseau ; mais cette opération ne devant
pas être exécutée de la même manière pour
toutes les espèces d'anévrysmes, je la consi-
dérerai d'abord relativement à l'anévrysme
vrai et à l'anévrysme faux consécutif ; j'exa-
minerai ensuite comment elle doit être prati-

quée lorsque la maladie est un anévrysme faux primitif.

85. On peut, lorsqu'il est question d'opérer un anévrysme vrai, ou un anévrysme faux consécutif, faire la ligature de l'artère à l'endroit même où elle est affectée; on peut aussi la lier au-dessus ou au-dessous de la tumeur. Je vais examiner successivement ces trois modes opératoires.

Le procédé le plus ancien, celui qui a été le plus universellement usité, consiste à inciser les tégumens sur la tumeur même, à ouvrir le sac anévrysmal, à le vider des concrétions sanguines qui y sont contenues, et à lier l'artère immédiatement au-dessus et au-dessous de la portion malade.

Il est dans la manière d'exécuter cette opération une foule de détails qui pourront au premier coup-d'œil paroître minutieux, mais les véritables praticiens n'en jugeront pas ainsi. Ils sont convaincus que le succès des grandes opérations dépend souvent d'une foule de petites circonstances dont chacune en particulier paroît à peine mériter quelque attention.

86. L'incision des tégumens doit être pratiquée suivant la direction même de l'artère, quelle que soit d'ailleurs la position et le volume de la tumeur. C'est pour s'être écarté de cette première règle, que le citoyen *Tenon*, opérant un anévrysme de l'artère brachiale à l'hospice des Ecoles de chirurgie, fut obligé, pour découvrir cette artère, de couper en travers la lèvre interne de la plaie longitudinale qu'il venoit de pratiquer. Elle est fondée sur cette vérité d'observation,

que l'artère n'est jamais déplacée par la tumeur anévrysmale. L'anévrysme faux consécutif offre cependant quelques exceptions à cette vérité générale. J'en trouve un exemple dans l'ouvrage du citoyen *Deschamps*. (*Essai sur la lig. des artères.*)

Le malade, qui fait le sujet de cette observation, étoit un domestique âgé d'environ quarante ans ; il portoit au creux du jarret un anévrysme faux consécutif survenu à la suite d'un coup de pointe de sabre qui avoit ouvert l'artère poplitée vers son côté externe. La tumeur ayant pris beaucoup d'accroissement en dehors, elle avoit poussé l'artère vers le côté interne du genou.

Cette première incision doit être telle, qu'elle s'étende au moins un pouce au-dessus et au-dessous de chaque extrémité du diamètre longitudinal de la tumeur. Les incisions trop petites, en rendant l'opération plus longue et plus laborieuse, nécessitent des tiraillemens douloureux qui deviennent la source des accidens spasmodiques et inflammatoires les plus graves (*a*).

Cette règle qui ne me paroît comporter aucune exception, est sur-tout de rigueur lorsqu'il s'agit d'opérer sur une artère située très-profondément, comme l'artère poplitée.

87. Les tégumens incisés, le sac anévrysmal mis à découvert dans toute sa longueur,

---

(*a*) L'utilité des grandes incisions ne me paroît pas avoir été assez sentie par la plupart des praticiens. Dans l'opératiou de l'anévrysme, comme dans l'opération de la taille, ce sont les dilacérations qu'il faut redouter bien plus que les grandes incisions.

D 3

on plongera hardiment le bistouri au milieu de la tumeur. On ne sera point effrayé de voir le sang jaillir à une certaine hauteur ; ce sang n'étant que celui qui étoit contenu dans la tumeur. On prolongera l'incision du sac jusqu'aux deux extrémités de son diamètre longitudinal. On enlèvera avec soin tous les caillots contenus dans son intérieur. Si quelques-uns avoient contracté de fortes adhérences avec la face interne du kiste, on laisseroit à la supuration le soin de les détacher. La poche anévrysmale ayant ainsi été vidée et abstergée avec une éponge fine, on pourra presque toujours découvrir l'orifice du bout supérieur et celui du bout inférieur de l'artère, si la maladie est un anévrysme vrai : si c'est un anévrysme faux consécutif, on verra l'orifice arrondi ou ovalaire qui communique dans le tube artériel. Si l'on n'appercevoit pas distinctement ces objets, on feroit lâcher un peu la compression, et l'on examineroit soigneusement le point par lequel le sang arriveroit dans le foyer. Ce point sera précisément l'orifice du bout supérieur.

Après s'être assuré de la position du tube artériel, le chirurgien introduira dans le bout supérieur l'extrémité d'une sonde de femme, non dans l'intention de soulever l'artère comme on l'a conseillé, (*Monro, mém. de la Soc. d'Edimbourg.*) mais afin de pouvoir placer avec plus de sûreté les ligatures. Cette idée ingénieuse qui appartient au citoyen *Boyer,* s'est présentée à lui dans un moment où il assistoit à une opération d'anévrysme. Déja plusieurs ligatures avoient été placées ; aucune n'avoit embrassé l'artère , lorsque le citoyen *Boyer* ouvrit l'avis d'introduire dans le tube artériel une sonde de femme , qui , en indiquant avec précision la position du vaisseau , pût devenir un guide infaillible pour l'opérateur. On suivit ce conseil , et l'artère fut du premier coup embrassée par la ligature.

88. On a imaginé, pour passer cette ligature , des aiguilles de formes singulièrement variées. Rappeler que l'Académie de Chirurgie crut devoir proposer au concours , « de déterminer la meilleure forme à donner » aux aiguilles propres à la réunion des » plaies et à la ligature des vaisseaux » , c'est faire pressentir à-la-fois et les défectuosités de celles qui ont été employées jusqu'ici et la nécessité de les corriger.

Une des défectuosités les plus saillantes des aiguilles courbes ordinaires qui ont été et qui sont encore généralement employées , vient de leur figure particulière, qui est telle que leur plus grande courbure se trouve vers la pointe , tandis que vers l'autre extrémité , leur direction est presque en ligne droite. On voit en effet que les aiguilles qui ont une pareille courbure, décrivent d'abord en traversant les parties une courbe analogue à celle qui se trouve vers leur pointe, tandis que l'autre partie qui est en ligne droite ne peut s'adapter au trajet qui lui a été frayé, ou du moins qu'elle ne peut s'y introduire qu'en dilacérant les parties qu'elle traverse. Comme ces aiguilles sont inflexibles, il résulte encore de cette courbure vicieuse, qu'elles sont très-exposées à se fracturer. En

Forme
défectueuse
des aiguilles
ordinaires.

D 4

effet, à mesure que le chirurgien les engage dans les chairs, la convexité de leur partie antérieure appuie directement sur la paroi externe du trajet qu'elles se frayent. L'impulsion qu'elles reçoivent de la main se décompose en deux mouvemens, l'un dans la direction même de la partie postérieure de l'aiguille, et l'autre suivant la direction de sa pointe. Or, le premier de ces mouvemens étant inefficace pour l'objet qu'on se propose, il arrive quelquefois que l'aiguille se casse au point où la direction en ligne droite cesse et où la courbure commence.

On évitera ces inconvéniens en donnant aux aiguilles une courbure uniforme, c'est-à-dire, en leur donnant la figure régulière d'un arc de cercle égal à la demi-circonférence. La géométrie nous enseigne que cette courbe est la seule qui soit uniforme dans tous ses points, en sorte que le trajet fait par la partie antérieure de l'aiguille est parcouru sans effort par sa partie postérieure. La direction communiquée à celle-ci par la main, se porte naturellement, par le seul mouvement de rotation du poignet, vers l'extrémité antérieure, et l'artère dont on veut faire la ligature, se trouve placée au centre du trajet décrit par l'aiguille.

89. La forme triangulaire qu'on a coutume de donner à la partie de l'aiguille qui est voisine de sa pointe, n'est pas moins défectueuse. Outre l'inconvénient qu'elle a de donner à l'aiguille une épaisseur qui en rend le passage, à travers les parties, plus difficile et plus douloureux ; le tranchant qui se trouve vers la concavité , forme dans les

chairs une division où vient naturellement
se placer le corps qui doit opérer la ligature. Il me semble donc qu'une aiguille
qui seroit aplatie et tranchante seulement
sur ses bords, seroit préférable ; mais ces deux
tranchans ne doivent point s'étendre au-delà
de six lignes, parce que, s'ils se prolongeoient
sur le corps de l'aiguille, ils pourroient,
suivant la remarque de *Garengeot*, blesser
la main qui voudroit la tirer en avant.

Cette pointe ne doit être ni trop mousse
ni trop aiguë : dans le second cas, elle
pourroit s'émousser contre des parties dont
la densité est ordinairement augmentée par
la pression qu'elles ont éprouvée ; dans le
premier cas, l'aiguille entreroit trop diffi-
cilement.

Enfin, la partie qu'on nomme le corps de
l'aiguille et sa tête ou extrémité postérieure,
devront être aplatis et d'une largeur égale
dans toute la longueur de l'aiguille ; celles
qui ont une forme cylindrique roulent trop
facilement entre les doigts. Cette forme
d'ailleurs ne permet point de donner à l'ouverture dont doit être percée leur extrémité
postérieure, la grandeur et la direction con-
venable.

Cette ouverture qu'on appelle communé-
ment œil de l'aiguille, doit avoir en effet
une direction transversale à la longueur de
l'aiguille ; elle doit être assez grande pour
admettre, sans le froncer, un petit cordonnet plat, ou plusieurs fils cirés placés les
uns à côté des autres.

90. On sent combien il seroit facile
d'adapter une tige d'acier à l'extrémité pos-

(58)

térieure d'une aiguille, telle que celle dont je viens de donner la description, soit qu'on donnât à cette tige une direction qui fît suite à celle de l'aiguille, à-peu-près comme la portion droite d'un cathéter fait suite avec la portion courbe du même instrument, soit qu'on fît faire à cette tige un angle droit avec le plan de l'aiguille, comme l'a proposé le citoyen *Deschamps* (a), (*Essai sur la lig. des artères.*) Il faudroit alors que l'ouverture de l'aiguille fût pratiquée près de sa pointe.

C'est sur-tout pour les cas où l'on doit porter la ligature à une profondeur considérable, qu'on a imaginé d'adapter ces sortes de manches aux aiguilles courbes dont on fait usage dans l'opération de l'anévrysme ; mais je suis convaincu que dans ces cas-là même on pourra toujours placer facilement les ligatures, en se servant d'une aiguille telle que celle dont j'ai parlé plus haut, si l'on a eu la précaution de donner à l'incision une très-grande étendue.

Il est facile maintenant de réduire à leur juste valeur les diverses aiguilles qui ont été proposées par *J. L. Petit*, *Heister*, *Goulard*, etc.

Desault avoit imaginé, dans les mêmes vues, un instrument très-ingénieux, et qui mérite à peine le nom d'aiguille. Cet instrument trop connu pour que je m'arrête à le

---

(a) Le citoyen *Sabatier* revendique cette invention en faveur du citoyen *Paupe*, autrefois son élève, aujourd'hui chirurgien à Troyes.

décrire, n'a peut-être d'autre inconvénient que son inutilité ; mais cet inconvénient suffit pour légitimer mon silence. C'est dans les leçons de ce grand maître que j'ai appris combien on devoit être en garde contre la multiplicité des instrumens de chirurgie.

91. On emploiera pour faire la ligature, soit un petit cordonnet aplati, connu dans le commerce sous le nom de lacet plat, soit un petit ruban formé de trois ou quatre fils cirés, et placés parallèlement les uns à côté des autres. Une ligature étroite et ronde, en agissant sur une surface très-peu étendue, a l'inconvénient de couper l'artère avant que son calibre soit entièrement effacé.

L'aiguille doit être placée au milieu du lien, afin qu'on puisse passer d'un seul trait deux ligatures. Pour dégager ensuite l'aiguille, on coupe le lien à sa partie moyenne.

Afin de mieux s'assurer que l'artère est embrassée par les deux ligatures, on pourra faire lâcher un instant la compression, et tandis qu'on soulèvera d'une main les deux bouts de l'une de ces deux ligatures, on comprimera l'artère avec le doigt indicateur de l'autre main. Si l'artère a été réellement embrassée, il est évident qu'on doit par cette manœuvre arrêter l'effusion du sang.

92. L'artère étant ainsi embrassée par ces deux premières ligatures, on passera d'un second trait d'aiguille deux autres ligatures à trois lignes environ au-dessus; on serrera ensuite une des deux premières ligatures, non en faisant le nœud du chirurgien, comme presque tous les praticiens le conseillent encore aujourd'hui, mais en faisaat

un nœud simple et un second nœud par-
dessus celui-ci.

On procédera de la même manière pour
la ligature du bout inférieur. Mais ici il
suffira de passer d'un seul trait d'aiguille
une double ligature ; on serrera l'une de ces
deux ligatures en faisant également deux
nœuds simples l'un au-dessus de l'autre.

93. J'ai dit qu'il falloit placer quatre ligatures autour de l'extrémité supérieure du
tube artériel : voici sur quoi je fonde ce
précepte que je regarde comme très-impor-
tant. L'hémorrhagie qui est trop souvent la
suite de l'opération de l'anévrysme, peut survenir de deux manières, 1.º parce que la ligature ayant embrassé avec l'artère une certaine
quantité de parties molles, et celles-ci venant
à être coupées avant que l'artère soit entièrement oblitérée, le fil se trouvera trop lâche
pour pouvoir suspendre le cours du sang.
Dans ce cas, la première ligature d'attente,
c'est-à-dire celle qui est immédiatement contiguë à celle qui avoit été serrée d'abord, suffira pour arrêter l'hémorrhagie ; 2.º l'hémorrhagie dépend aussi quelquefois de ce que
la première ligature serrée trop fortement,
coupe le tube artériel dans quelques points
de sa circonférence avant sa parfaite oblitération. Or, dans ce cas, il est évident que
la ligature placée au même point, ne pourroit que hâter la section transversale du
vaisseau, tandis qu'on arrêtera sûrement
l'hémorrhagie en serrant l'une des deux ligatures supérieures. Pour avoir négligé cette
sage précaution, il est arrivé plus d'une fois
qu'on a été obligé de pratiquer de nouvelles

incisions pour découvrir l'artère et placer de nouvelles ligatures par une opération secondaire : ce qu'on n'exécute jamais qu'en causant des douleurs très-vives au malade, et en lui inspirant sur sa situation des inquiétudes non moins funestes.

94. J'ai avancé encore qu'on devoit proscrire le nœud du chirurgien, et se contenter de faire un nœud simple, puis un second nœud par-dessus. Je n'ignore pas que ce précepte est contraire à ce qu'ont écrit jusqu'ici les plus grands praticiens ; mais les autorités les plus respectables ne doivent point en imposer, lorsqu'elles ne sont pas d'accord avec l'expérience. Tous ceux qui ont conseillé le nœud du chirurgien, affirment qu'on est obligé de serrer très-fortement la ligature pour pouvoir effacer le calibre de l'artère : or, les expériences sur le cadavre m'apprennent qu'on efface toujours aisément le calibre des plus grosses artères en faisant le nœud ordinaire.

Un chirurgien célèbre que jai déja cité, *Chopart*, pratiquoit à l'Hospice de l'Ecole de Chirurgie l'opération de l'anévrysme à l'artère poplitée, en présence de plusieurs membres distingués de l'Académie. Il employa, suivant l'usage ordinaire, le nœud du chirurgien ; le sang ne fut point arrêté malgré qu'il eût serré très-fortement. Il passa une seconde, puis une troisième ligature, fit à chaque fois le nœud du chirurgien, mais il ne fut pas plus heureux ; le sang continuoit de couler dès qu'on lâchoit la compression. L'opérateur et les consultans ne savoient à quoi attribuer ce fâcheux incident.

On s'arrêta à l'idée que l'artère étoit ossifiée, et l'on se décida sur le champ à l'amputation de la cuisse. Il est inutile de dire que le membre amputé fut examiné avec soin : sa dissection prouva , 1.º que l'artère n'étoit point ossifiée; 2.º qu'elle avoit été embrassée par les trois ligatures ; 3.º qu'aucune de ces ligatures n'avoit effacé son calibre ; de sorte qu'on pût y introduire une sonde de femme avant d'avoir enlevé les ligatures. Ce fait ne suffit-il pas pour faire proscrire à jamais le nœud du chirurgien ?

95. En employant un nœud simple, on pourra toujours effacer le calibre de l'artère à quelque profondeur qu'elle soit placée , si l'on a eu d'abord la précaution de faire une grande incision (86), et si, à la faveur des deux pouces introduits au fond de la plaie, on a l'attention de changer la direction des deux fils, de manière que les tractions qu'on exerce sur eux deviennent perpendiculaires au tube artériel.

Il doit arriver très-rarement que la rigidité des parois artérielles s'oppose invinciblement au froncement qu'elles doivent éprouver de la part d'une ligature circulaire; mais s'il se présentoit un cas de cette espèce, je pense qu'on pourroit se servir avec avantage du serre-artère imaginé par le citoyen *Deschamps*. (*Essai sur la ligat. des artères.*)

Je n'ai point donné le conseil de placer, entre l'artère et la ligature, un morceau d'agaric ou un petit tampon de charpie : 1.º parce que je pense qu'une artère aplatie se consolide moins promptement que lorsqu'elle a été froncée circulairement ; 2.º parce que ces corps étrangers changeant la forme cylindrique de l'artère , il en résulte que celle-ci doit éprouver une constriction plus forte à l'endroit diamétralement opposé , et que par conséquent elle est exposée à être coupée trop promptement par la ligature.

96. Plusieurs praticiens regardent comme inutile la ligature du bout inférieur ; mais l'observation a démontré que cette portion du tube artériel pouvoit donner lieu à des hémorrhagies , soit primitives , soit consécutives (127 et 128.) Quant à la compression immédiate que quelques-uns préfèrent encore à la ligature, pour prévenir ou arrêter ces hémorrhagies , je la regarde comme très-dangereuse. J'ai vu l'un des plus célèbres praticiens de la capitale employer cette méthode pernicieuse. La maladie pour laquelle il pratiquoit l'opération, étoit un anévrysme vrai de l'artère poplitée : j'avois eu déjà l'occasion d'en observer les funestes effets sur un volontaire que j'avois vu opérer dans l'un des hôpitaux militaires de Compiègne, pour un anévrysme faux consécutif de la même artère (37). Ces deux malades moururent de la gangrène. Si la compression qui fut exercée dans ces deux cas sur le bout inférieur de l'artère , n'a pas été l'unique cause de cette fâcheuse terminaison , on ne peut pas du moins se dissimuler qu'elle étoit très-propre à la produire.

A plus forte raison ne doit-on plus penser à faire la compression immédiate du bout supérieur. Je n'ignore point que ce moyen a quelquefois été employé avec

succès : *Heister* et le citoyen *Sabatier* en ont
publié des exemples; mais ces succès fussent-
ils plus nombreux encore, il n'en seroit pas
moins évident que le tamponnement qu'on
est obligé d'exercer lorsqu'on fait usage de
cette compression, est très-propre à déterminer la gangrène, soit en s'opposant au
passage du sang artériel à travers les collatérales, soit en empêchant le retour du sang
veineux et de la lymphe par les veines sanguines et lymphatiques (*a*).

Ligature
des nerfs.

97. Les artères principales de nos membres
sont presque toutes accompagnées par un nerf
très-considérable, que la maladie rend quelquefois difficile à appercevoir, parce qu'il
est aplati et confondu dans les lames cellu-
leuses les plus superficielles de la poche anévrysmale, tandis que dans d'autres circonstances ce nerf peut être facilement distingué.

Peut-on comprendre ce nerf dans la ligature ? ou doit on craindre que cette ligature
ne donne lieu à des accidens très-graves?
Cette question ne peut être décidée que par
des faits positifs. Les expériences auxquelles
Thierry, médecin de Paris, a soumis un
grand nombre de chiens, prouvent qu'on
peut, chez ces animaux, lier, sans danger,
l'artère principale d'un membre et tous les
nerfs qui l'accompagnent. (*Collection de
thèses par Haller*). Sur l'homme, au contraire, toutes les fois qu'on a compris dans

---

(*a*) C'est à dessein que j'ai omis de parler de la
cautérisation, moyen entièrement oublié aujourd'hui,
et qui, sans rien ajoûter à la certitude de l'opération, ne
dispense d'aucuns des inconvéniens de la compression.

la

la ligature, tous les nerfs principaux d'un membre, par exemple, le plexus brachial ou le nerf poplité interne; on a toujours vu la gangrène se manifester au bout de quelques jours. Il n'en est pas de même lorsque la ligature n'a embrassé qu'un des principaux nerfs du membre. Je rapporterai plus bas quelques faits qui prouvent qu'on peut, sans danger, comprendre le nerf médian dans la ligature (121). Cependant, comme cette ligature ne présente aucun avantage, et qu'elle a d'ailleurs l'inconvénient d'être quelquefois très-douloureuse, on l'évitera toutes les fois que l'état des parties permettra de distinguer le nerf.

Lorsqu'on aura ainsi lié l'artère, soit au-dessus, soit au-dessous de la partie malade, on placera toutes les ligatures sur une des lèvres de la plaie de manière qu'on puisse facilement les distinguer les unes des autres; on pansera ensuite la plaie très-mollement avec de la charpie simple; on placera par-dessus quelques compresses et l'on soutiendra le tout par un bandage purement contentif.

98. On a proposé divers moyens pour entretenir dans le membre opéré un certain degré de chaleur. Les uns ont coutume de le couvrir de compresses trempées dans de l'eau-de-vie camphrée; mais cette liqueur s'évaporant très-promptement, le membre est plutôt refroidi qu'échauffé par l'application de ce topique. D'autres veulent qu'on se serve de briques chaudes et qu'on les place à l'entour du membre. Ce moyen est, sans doute, préférable au précédent, mais il est

impossible que ces briques environnent le membre de toutes parts. De petits sachets remplis à moitié de sable chaud et qu'on a soin de renouveler fréquemment, s'adaptent très-bien à toute la surface du membre, et y entretiennent une chaleur uniforme. En absorbant avec avidité l'humeur de la transpiration insensible, ils ont encore l'avantage d'en faciliter l'excrétion.

99. Quelquefois après l'opération, le membre conserve toute sa chaleur, et le pouls ne cesse pas un instant de se faire sentir, soit à l'extrémité inférieure de l'artère radiale, soit à l'artère pédieuse, suivant le membre qui a été opéré. D'autres fois le membre devient froid et insensible; mais il récupère peu-à-peu la chaleur, le sentiment et le mouvement. Le pouls reste quelquefois dix, quinze jours même sans pouvoir être touché. Lorsqu'il commence à redevenir sensible, il est extrêmement petit, il augmente ensuite graduellement, et finit enfin par se faire sentir aussi distinctement qu'avant l'opération. Si le membre reste froid et insensible, si la circulation ne se rétablit point, la gangrène s'emparera du membre, et le malade n'aura pas même, dans tous les cas, la ressource de l'amputation.

On voit aussi quelquefois la gangrène se borner à quelque portion des tégumens; d'autres fois le malade guérit après avoir perdu quelques orteils ou quelques doigts.

Il est très-rare que la maladie parvienne à une guérison complète sans qu'il se manifeste quelque hémorrhagie; mais il est facile, d'après ce que j'ai dit plus haut, en parlant des ligatures d'attente (93), d'imaginer la conduite que le chirurgien doit tenir en pareil cas.

Toutes les ligatures tombent ordinairement au bout de douze ou quinze jours. Si elles persistoient plus long-temps, il faudroit les couper et les enlever avec précaution.

Les soins particuliers qu'exige l'ulcère qui succède à une opération d'anévrysme, ne doivent point m'occuper ici. Je ferai seulement une remarque très-importante, relative à la suite du traitement : lorsque la maladie est située sur le contour d'une articulation, il est essentiel, lorsqu'on est une fois rassuré sur le danger de l'hémorrhagie, de faire exécuter à cette articulation des mouvemens alternatifs de flexion et d'extension, afin d'en prévenir la rigidité et même l'anchilose.

Je me suis étendu fort au long sur les principales circonstances de ce procédé opératoire, non-seulement parce qu'il me paroît préférable à tous les autres, mais aussi parce que les détails dans lesquels je suis entré à son égard, sont pour la plupart applicables aux autres procédés dont il me reste à parler.

100. *Bertrandi* (*Traité d'opérations*) conseille de disséquer la tumeur anévrysmale, et de lier l'artère au - dessus et au - dessous de cette tumeur, afin, dit-il, de ne point s'exposer à placer les ligatures sur une portion de l'artère dilatée. Lorsqu'on a pratiqué ces deux ligatures, on peut alors inciser la poche anévrysmale et la vider des caillots qu'elle contient dans son intérieur. Ce qui a été dit plus haut de l'état dans lequel se trouve

l'artère , soit dans l'anévrysme vrai (23) , soit dans l'anévrysme faux consécutif (42), prouve combien peu est fondée cette crainte de placer les ligatures sur une portion dilatée du tube artériel. D'un autre côté, ce procédé, en laissant entre les deux ligatures une distance considérable , peut enlever à la nature ses principales ressources pour le rétablissement de la circulation (26).

Ligature au-dessus de la tumeur; son histoire.

101. Le procédé qui consiste à lier l'artère au-dessus de la tumeur anévrysmale , est connu sous le nom de *procédé de J. Hunter.* Mais il remonte à des temps bien antérieurs à ce praticien Anglais. *Guillemeau*, contemporain d'Ambroise *Paré*, dit qu'ayant à traiter un anévrysme au pli du bras, survenu à la suite d'une saignée, il découvrit l'artère au-dessus de la tumeur et en fit la ligature. Il ouvrit ensuite le sac anévrysmal, en exprima le sang qui y étoit contenu, et pansa la plaie avec des médicamens convenables. Le malade fut conduit à parfaite guérison.

Thevenin parle aussi de ce procédé; mais il paroît avoir copié *Guillemeau*, car il ne dit point avoir pratiqué lui-même cette opération. On trouve l'observation suivante dans un traité d'*Anel* sur la fistule lacrymale. Anel étant à Rome, fut consulté pour un anévrysme situé au pli du bras, et survenu à l'occasion d'une saignée. La tumeur avoit acquis un volume considérable ; la peau étoit ulcérée, et le sac anévrysmal paroissoit menacé d'une rupture prochaine. Anel fit l'opération en suivant le procédé de Guillemeau, avec cette différence qu'après avoir lié l'artère au-dessus de la tumeur, il abandonna celle-ci à la nature. La guérison fut complète et prompte ; la tumeur diminua sensiblement, et à peine en resta-t-il quelques vestiges.

Cette observation étoit, pour ainsi dire, perdue dans le traité d'*Anel. Molinelli*, (*Mémoires de l'Institut de Boulogne.*) ne l'avoit rappelée que pour blâmer le procédé qui avoit été employé. Selon lui, les vaisseaux collatéraux qui s'ouvrent dans le sac anévrysmal, peuvent, en y versant continuellement du sang, reproduire la maladie.

102. Dans le courant de l'année 1785, *Desault* opéra, de la même manière, un anévrysme vrai de l'artère poplitée. La tumeur avoit acquis le volume d'un œuf de poule-d'inde, le membre étoit empâté et douloureux, le malade étoit d'un tempérament très-irritable. Il étoit âgé d'environ trente ans lorsqu'il subit l'opération. L'artère fut découverte à sa partie supérieure, à l'endroit où elle vient de traverser le bord externe du muscle grand adducteur (*ischio-fémoral.*) Elle fut séparée du nerf, et liée séparément. Durant les premiers jours qui suivirent l'opération, la tumeur diminua de moitié. Le vingt-neuvième, elle s'ouvrit et il en sortit une grande quantité de pus mêlé de sang. La plaie se cicatrisa après avoir resté quelque temps fistuleuse. Le malade mourut plusieurs mois après d'une carie au tibia. C'est en disséquant son cadavre, que le citoyen *Boyer* trouva, comme je l'ai dit, (24) une artère très-volumineuse dans l'épaisseur du nerf sciatique.

E 3

103. Vers la fin de la même année, *J. Hunter* pratiqua dans l'un des hôpitaux de Londres, l'opération de l'anévrysme à l'artère poplitée d'une manière un peu différente. La tumeur qui subsistoit depuis trois ans, remplissoit exactement le creux du jarret : le malade étoit âgé de 29 ans. Le procédé employé par le praticien Anglais diffère de celui de *Desault*, en ce qu'au lieu de lier l'artère poplitée immédiatement au-dessus de la tumeur, *Hunter* découvrit l'artère fémorale à sa partie moyenne interne et antérieure de la cuisse, à l'endroit où elle s'engage au-dessous du muscle couturier (*ilio-prétibial*). Il souleva l'artère avec une spatule fort mince, et passa derrière elle quatre ligatures qu'il plaça les unes à côté des autres. Les deux supérieures furent serrées d'abord, mais modérément et seulement assez pour rapprocher de leur axe les parois de l'artère. Le but de Hunter en plaçant ainsi ces quatre ligatures, étoit de comprimer graduellement l'artère fémorale dans une certaine étendue, afin de ralentir le cours du sang, et de ne pas exercer sur un seul point une constriction trop forte. Il réunit ensuite les lèvres de la plaie avec des emplâtres agglutinatifs. Cette opération fut couronnée du plus heureux succès. La cure ne fut traversée que par une hémorrhagie qui survint le neuvième jour, et qui fut arrêtée facilement au moyen du tourniquet. Six semaines après l'opération le malade sortit de l'hôpital. Le volume de la tumeur avoit déja beaucoup diminué ; cependant quelques fils qui étoient restés

dans la plaie donnèrent lieu encore à quelques accidens, mais la tumeur continua de diminuer; elle se réduisit enfin à un petit noyau très-dur, et le malade put reprendre, au bout de quelques mois, sa profession de cocher.

Un an après ce malade mourut, dans le même hôpital, d'une fièvre pour laquelle il y étoit rentré. On trouva à l'examen de son cadavre, que la cicatrice étoit à peine sensible; on injecta le membre; l'artère fémorale étoit oblitérée depuis l'endroit où elle fournit l'artère profonde, jusqu'à celui où elle avoit été liée. A ce dernier endroit, elle étoit cartilagineuse et comme ossifiée dans l'étendue d'un pouce et demi; son calibre étoit conservé depuis ce point jusqu'à son entrée dans le kiste. Celui-ci avoit le volume d'un petit œuf de poule, et il étoit rempli par un caillot très-dur et adhérent à sa surface intérieure.

Hunter a eu depuis plusieurs occasions de pratiquer la même opération; mais les résultats qu'il en a obtenus n'ont pas toujours été aussi heureux : cependant elle a été plusieurs fois couronnée de succès. Hunter avoit dès-lors renoncé à ses quatre ligatures et à cette constriction graduée de l'artère.

104. Les tentatives qui ont été faites en France du procédé de Hunter, ont donné aussi des résultats très-variés. Un malade opéré par *Chopart* à l'hospice du Collége de Chirurgie, pour un anévrysme de l'artère poplitée, mourut d'une gangrène qui se borna à la partie moyenne de la jambe, mais pour laquelle Chopart ne crut pas devoir

pratiquer l'amputation , à cause de la foiblesse du malade.

De trois malades opérés par le citoyen Deschamps à l'hôpital de la Charité , pour des anévrysmes situés dans la même région , l'un a guéri sans aucun accident ; il exerce encore aujourd'hui la profession de cocher de fiacre ; il ne lui reste de sa maladie qu'une tumeur dure et si peu volumineuse , qu'il faut la toucher pour pouvoir la reconnoître. Les mouvemens de l'articulation du genou sont extrêmement libres. Un second a guéri après avoir perdu deux orteils par la gangrène. Enfin , le troisième est mort des suites d'une supuration abondante qui infiltroit tous les muscles de la cuisse.

Desault a pratiqué une fois sans succès cette opération , en suivant exactement le procédé de Hunter. Elle a encore été pratiquée dans ces derniers temps par le citoyen *Pelletan* , au grand hospice d'Humanité , et par le citoyen *Brasdor*, à l'hospice du Faubourg Antoine. Dans ces deux derniers cas , les malades sont morts de la gangrène de l'extrémité inférieure. Enfin , le cit. *Mirault,* l'un des chirurgiens les plus distingués de la ville d'Angers , a employé ce même procédé pour un anévrysme faux consécutif de l'artère brachiale , et le malade a parfaitement guéri. Le cit. Mirault communiqua , dans le temps , cette observation à l'Académie de Chirurgie : elle est actuellement entre les mains de l'École de Médecine de Paris.

105. La manière d'exécuter le procédé de Hunter est extrêmement simple : je suppose

qu’il soit question d’un anévrysme de l’artère poplitée. Après avoir suspendu le cours
du sang, on incisera la peau suivant le trajet
de l’artère fémorale, vers la partie moyenne
et interne de la cuisse. On donnera à cette
incision une étendue d’environ trois pouces,
et l’on coupera, suivant la même direction,
l’aponévrose *fascia lata*. Si l’incision a été
pratiquée un peu au-dessus de la partie
moyenne de la cuisse, on cherchera l’artère
fémorale vers le côté interne du muscle couturier (*ilio-prétibial.*) Si cette incision est
tombée au-dessous du milieu de la cuisse,
c’est vers le côté externe du même muscle
qu’il faudra chercher l’artère femorale.
Enfin, si l’incision correspond exactement
à l’endroit où l’artère est cachée par le muscle couturier, au lieu de s’arrêter à la dégager de dessous ce muscle, on coupera
celui-ci en travers à la faveur d’une sonde
canelée, placée entre lui et l’artère. Il est
très-vrai, quoi qu’en ait dit *Valentin* (*Lettres
critiques à Louis*), que les fibres musculeuses coupées en travers ne se réunissent
jamais qu’à la faveur d’une intersection aponévrotique ou celluleuse : mais il n’est pas
moins démontré, par l’expérience, que la
section d’un muscle long n’apporte point
de diminution sensible dans sa force con-
tractile,

L’artère ainsi mise à découvert, on passera au-dessous d’elle, d’un seul trait d’aiguille (88 et 89), une double ligature (91); on
serrera sur-le-champ l’une de ces deux ligatures : la seconde restera comme ligature
d’attente ; on passera en outre deux doubles

ligatures d'attente , l'une quelques lignes au-dessus, l'autre quelques lignes au-dessous de celle qui aura d'abord été serrée. J'ai exposé plus haut (93) les raisons sur lesquelles je fonde le précepte de placer primitivement ces deux doubles ligatures. Celles qui ne serreroient l'artère que graduellement (103), afin d'en effacer peu à peu le calibre, exposeroient l'artère à être coupée avant son entière oblitération.

106. On pourroit encore, au lieu d'employer la ligature ordinaire, aplatir l'artère, soit au moyen du serre-artère du citoyen *Deschamps* (*Essai sur la lig. des artères*), soit en employant une lame de plomb recourbée , comme l'avoit proposé le citoyen *Percy*. Peut-être ce dernier moyen seroit-il plus propre que tout autre à prévenir les hémorrhagies qui ont été si souvent la suite de cette manière d'opérer ; mais l'expérience ne nous ayant pas encore éclairé sur ce point, je dois suspendre mon jugement.

Le procédé de *Hunter,* tel que je viens de le décrire, est applicable à presque tous les anévrysmes externes; il a déjà été appliqué à celui de l'artère fémorale. On a vu plus haut (104) que le citoyen *Mirault* l'avoit employé avec succès pour un anévrysme de l'artère brachiale. Mais c'est sur-tout pour éviter les inconvéniens qui accompagnent l'opération de l'anévrysme à l'artère poplitée, suivant le procédé ordinaire, que Hunter imagina de découvrir l'artère fémorale, et de la lier vers la partie moyenne de la cuisse.

Les principaux avantages que Hunter trouve dans ce dernier procédé, sont, 1.º

de substituer à une opération toujours laborieuse et difficile, une opération facile et
simple, de prévenir par là une inflammation
violente et une abondante suppuration ; 2.º
de ne point exposer le chirurgien à comprendre un nerf essentiel dans la ligature.

107. On ne peut contester au procédé de
Hunter ces deux avantages marqués ; mais
a-t-on pu en conclure, comme l'ont fait
quelques praticiens, que ce procédé devoit
généralement être préféré ? C'est à l'obser-
tion qu'il appartient de décider cette question importante. Le résultat des faits publiés
jusqu'à ce jour peut paroître favorable à ce
procédé ; mais ces faits ne sont point encore
assez nombreux pour pouvoir servir de base
à des préceptes généraux. En attendant que
de nouvelles observations aient été recueillies
sur cette matière, je hasarderai quelques
réflexions qui auront du moins l'avantage
de jeter quelque jour sur la manière dont
cette question doit être envisagée.

J'ai dit que le procédé de Hunter, considéré sous le point de vue de l'opération,
c'est-à-dire, par rapport aux difficultés de
l'exécution, et relativement aux accidens
inflammatoires, avoit sur le procédé ordinaire une supériorité incontestable ; mais ces
avantages n'eussent pas paru aussi grands,
si les difficultés et les dangers du procédé
ordinaire n'avoient point été exagérés. Je
pense qu'on parviendra toujours sans beaucoup de peine à pratiquer la ligature suivant
le procédé ordinaire, si l'on a eu soin de
faire d'abord une grande incision, et si l'on
a la précaution d'introduire une sonde de

femme dans l'une et l'autre extrémité du tube artériel. Ce n'est point parce qu'on aura prolongé l'incision dans l'étendue d'un ou deux pouces, qu'on devra redouter davantage ces accidens inflammatoires. Ils dépendent bien plutôt des tiraillemens et des dilacérations qu'on fait éprouver aux parties, quand, faute d'avoir bien mis l'artère à découvert, on est obligé de tâtonner long-temps au fond du foyer anévrysmal. Au reste, le procédé de Hunter ne met pas toujours à l'abri des accidens inflammatoires, puisque parmi les trois malades opérés par le citoyen *Deschamps*, il y en eut une qui succomba à une supuration très-abondante (104).

La crevasse de la tumeur qui peut avoir lieu, comme il est prouvé par un grand nombre d'exemples, et notamment par celui du premier malade opéré par *Desault*, ne peut-elle pas aussi donner lieu à ces abondantes supurations? Quant à la ligature du grand nerf sciatique, où à celle de sa branche interne, je suis persuadé qu'on pourra toujours l'éviter, en suivant le procédé ordinaire.

108. Ce n'est pas seulement sous le point de vue opératoire, qu'on doit comparer le procédé de *Hunter* avec le procédé ordinaire; il me paroît qu'il est bien plus intéressant d'examiner jusqu'à quel point chacun de ces deux procédés peut concourir ou nuire au rétablissement de la circulation, et par-là prévenir ou hâter la mortification du membre.

Dans le cas particulier que j'ai supposé,

c'est-à-dire dans l'anévrysme vrai ou circonscrit de l'artère poplitée, les principales ressources de la nature pour le rétablissement de la circulation, sont les anastomoses des artères articulaires supérieures, soit internes, soit externes, avec les artères perforantes supérieurement, et inférieurement avec les artères articulaires inférieures : or, on conservera toutes ces artères en opérant suivant le procédé ordinaire. L'anatomie nous apprend en effet que la distance comprise entre l'origine des artères articulaires supérieures et celle des inférieures, est telle qu'on pourra presque toujours placer entr'elles les ligatures supérieures et inférieures, même dans l'anévrysme vrai, parce que, comme je l'ai fait observer (23 et 42), l'artère est toujours malade dans une très-petite étendue. Mais en supposant même que dans quelques cas la dilatation de l'artère eût une étendue un peu plus considérable, on auroit toujours la certitude de conserver l'artère articulaire interne et supérieure, puisque cette branche tire son origine de la partie la plus élevée de l'artère poplitée.

109. Il n'en est pas ainsi lorsque l'on opère suivant le procédé de Hunter. En effet, le but qu'on doit se proposer dans cette opération, c'est l'oblitération de l'artère depuis la ligature jusqu'à la partie inférieure de la tumeur : or, ce trajet comprend l'origine de toutes les artères articulaires supérieures. Il est vrai que dans le premier malade opéré par Hunter (103) on ne trouva pas l'artère oblitérée dans tout ce trajet : j'ignore si les artères articulaires supérieures avoient conservé leur

calibre. Dans le malade opéré par Chopart
à l'hospice des Ecoles de Chirurgie (104),
et qui mourut de la gangrène, on trouva,
en faisant l'examen de son cadavre, que
l'artère n'étoit oblitérée que dans l'espace
de quelques travers de doigt au-dessous de
la ligature. Elle reprenoit ensuite son calibre
qu'elle conservoit jusqu'à la tumeur. Les
artères articulaires conservées versoient le
sang dans sa cavité. Si le sang eût continué
à suivre cette route, le malade n'eût-il pas
été exposé au danger dont parle *Molinelli*
à l'occasion de l'observation d'*Anel*, celui
de voir la maladie se renouveller quelque
temps après une guérison apparente?

Corollaire.

110. S'il m'étoit permis de tirer quelque
conséquence de tout ce qui vient d'être dit
touchant le procédé de Hunter, j'en conclurois, 1.º qu'il conviendra d'autant moins,
que l'on sera exposé à comprendre entre la
ligature et la tumeur un plus grand nombre
d'artères collatérales : ainsi donc ce procédé
présenteroit moins d'inconvéniens dans le
cas d'un anévrysme à la partie moyenne de
l'artère fémorale, que dans celui de l'artère
poplitée. 2.º J'en conclurois encore que ce
procédé conviendra moins en général dans
l'anévrysme vrai de l'artère poplitée, que dans
l'anévrysme circonscrit de cette même artère.

Ligature
au-dessous
de la tumeur

111. L'idée de pratiquer la ligature au-
dessous de la tumeur anévrysmale s'étoit présentée d'abord à *Desault* comme un moyen
extrême, dans le cas où l'opération ne pourroit être pratiquée d'aucune autre manière,
et où l'on n'auroit pas même la ressource de
l'amputation. Il citoit pour exemple l'ané-

vrysme de l'artère axillaire et celui de la partie supérieure de la fémorale.

Le citoyen *Deschamps* est le seul qui ait osé mettre cette idée à exécution. La maladie pour laquelle il employa ce procédé, étoit un anévrysme vrai situé à la partie supérieure de l'artère fémorale. Son plus grand diamètre qui étoit le longitudinal, avoit environ six pouces d'étendue. On peut voir, dans l'un des derniers numéros du Recueil périodique de la Société de Médecine de Paris, le tableau que le cit. Deschamps a tracé de cette maladie, et le compte qu'il a rendu de l'opération qui fut pratiquée le 14 vendémiaire dernier. L'accroissement rapide de la tumeur, l'augmentation sensible de ses battemens, tels furent les effets qui en résultèrent.

112. Avant que le citoyen *Deschamps* eût pratiqué cette opération, le citoyen *Vernet*, ex-chirurgien-major des armées de la République, avoit essayé la compression de l'artère fémorale au-dessous d'un anévrysme situé à la partie supérieure de la cuisse. Mais s'étant apperçu bientôt que la tumeur augmentoit, que ses battemens devenoient plus sensibles, et que toute l'extrémité inférieure commençoit à s'engorger, il fut obligé de renoncer à ce moyen et d'abandonner la maladie à la nature.

113. Tout ce que j'ai dit précédemment en faveur de la ligature comparée avec la compression, s'applique également bien à l'anévrysme faux primitif. La manière de l'exécuter est d'ailleurs presque semblable en tout à celle qu'on met en usage, lorsqu'on

Ligature pour l'anévrysme faux primitif.

pratique la même opération pour un anévrysme faux consécutif en suivant le procédé
ordinaire. On commencera donc par suspendre le cours du sang ; on fera sur le trajet
même de l'artère une incision dont l'étendue
devra toujours être proportionnée à la profondeur à laquelle cette artère est située.
Si la direction de la plaie faite par l'instrument vulnérant étoit dans la direction même
du vaisseau, il suffiroit alors de l'agrandir.
Mais dans le cas contraire, on pratiquera
une nouvelle incision sans avoir égard à
cette plaie.

Soit que l'artère ait été coupée transversalement, soit que la plaie ait une direction
parallèle à son axe, aussitôt qu'elle aura été
mise à découvert, on introduira dans le bout
inférieur une sonde de femme, et à la faveur
de cet instrument, on passera de deux traits
d'aiguille, deux doubles ligatures à trois ou
quatre lignes de distance l'une de l'autre ;
l'on serrera l'une des deux ligatures inférieures, les trois autres resteront placées pour
servir en cas d'hémorrhagie. Le chirurgien
portera ensuite le bec de la sonde dans l'orifice du bout inférieur, et en fera la ligature,
comme il a été dit à l'occasion de l'anévrysme
vrai et de l'anévrysme circonscrit, etc.
Toutes les ligatures seront placées sur les
lèvres de la plaie, de manière à ce qu'on
puisse facilement les distinguer au besoin.
On se conduira du reste à l'égard de la plaie,
comme on le fait à l'égard de toutes celles
qui doivent supurer. Si l'infiltration sanguine
est peu considérable, on en facilitera la résolution par l'application des topiques convenables ;

nables; mais si la tuméfaction du membre étoit énorme, il conviendroit alors d'y pratiquer quelques scarifications pour en faciliter le dégorgement.

114. Dans les cas où l'artère est ouverte suivant sa longueur, quelques auteurs ont proposé d'en réunir les lèvres au moyen d'une suture : d'autres ont imaginé qu'on pourroit environner l'artère d'un tube élastique, fendu, suivant la longueur, par exemple, d'un tuyau de plume à écrire, lorsque le calibre de l'artère pourroit permettre l'emploi de ce moyen. Cette dernière idée a été mise à exécution sur quelques animaux. (*Mém. de la Société de Médec.*) Quant à la suture des lèvres de la plaie, je ne pense pas qu'elle ait encore été tentée : au reste, ces deux moyens ont été presque aussitôt oubliés que proposés.

115. Avant *Heister*, l'amputation de la cuisse étoit la seule ressource que les praticiens eussent songé à opposer à l'anévrysme de l'artère poplitée. Quelques praticiens de nos jours, trop effrayés des difficultés de l'opération par laquelle on pratique la ligature de cette artère, seroient tentés de la proscrire pour revenir à l'amputation. J'ai vu employer une fois cette dernière méthode pour un anévrysme vrai de l'artère poplitée (23) qui ne présentoit aucune complication. Il me semble qu'on doit la considérer comme un moyen extrême auquel il n'est permis d'avoir recours que dans les cas où il est absolument impossible de conserver le

Quatrième méthode. Amputation.

F

membre en employant tout autre procédé. Je réduis ces cas aux quatre suivans.

Le premier est celui où il est impossible de lier l'artère malade sans comprendre dans la ligature la plus grande partie des nerfs qui se distribuent au membre. L'anévrysme de l'artère axillaire nous en offre un exemple.

L'amputation du membre peut encore être nécessitée par certaines caries articulaires que déterminent quelquefois les progrès ultérieurs de la maladie.

Le troisième cas qui réclame l'amputation, est celui dans lequel la gangrène survenue à la suite de l'opération ordinaire, se seroit bornée de manière à permettre d'exécuter cette opération.

Enfin, le quatrième cas seroit celui dans lequel l'artère ossifiée ne pourroit pas être oblitérée par la ligature; encore faudroit-il dans ce dernier cas avoir tenté préliminairement la compression directe.

La manière dont on doit procéder à cette opération, ne présentant rien de particulier relativement à l'anévrysme, je ne dois point m'en occuper ici. On peut consulter, sur cette matière, les Mémoires de l'Académie de Chirurgie, et les deux traités de médecine opératoire des citoyens *Sabatier* et *Lassus*.

QUATRIÈME SECTIÒN.

Application des principes généraux du traitement à quelques anévrysmes en particulier.

116. (*a*) L'ARTÈRE carotide primitive est quelquefois le siége d'un anévrysme vrai. L'impossibilité où nous sommes de suspendre le cours du sang dans cette artère, nous interdit toute idée d'opération, et ne nous laisse d'autre ressource contre cette maladie que le traitement interne.

Si l'artère carotide primitive venoit à être blessée, et qu'un chirurgien se trouvât présent au moment de cet accident, il devroit découvrir cette artère et en tenter la ligature.

L'artère carotide externe et l'artère carotide interne peuvent être affectées d'anévrysme faux primitif. Mais les branches que fournit la première de ces artères vers la partie supérieure et latérale du col, sont si nombreuses, qu'il seroit aussi difficile de reconnoître le siége précis de la maladie, que d'y opposer un remède efficace.

L'artère temporale superficielle est, par sa position, une de celles qu'il seroit le plus facile d'oblitérer par la compression, si elle avoit été ouverte, soit qu'il en fût résulté

Anévrysmes du col et de la tête.

______

(*a*) Je n'ai rien à ajouter ici à ce que j'ai dit plus haut (58 et suiv.), sur le traitement qui convient aux anévrysmes internes.

F 2

Anévrysmes
des extré-
mités supé-
rieures.

un anévrysme faux primitif, soit que cette plaie eût été suivie d'une hémorrhagie.

117. Si l'on donne le nom de sous-clavière à cette artère qui s'étend depuis la crosse de l'aorte jusqu'à l'intervalle que laissent entre eux les deux muscles scalènes (*costo-trachelien*), il est évident que les anévrysmes de cette artère doivent être rangés, relativement à leurs moyens curatifs, dans la classe des anévrysmes internes.

Les anévrysmes de l'artère axillaire doivent être distingués en ceux qui sont situés à sa partie interne et supérieure, et en ceux qui occupent sa partie inférieure ou externe. Les premiers sont encore absolument au-dessus de toutes les ressources de la chirurgie.

Quant aux anévrysmes qui occupent la portion de cette artère qui est située à la partie inférieure du creux de l'aisselle, quelques praticiens avoient pensé qu'il étoit possible de pratiquer la ligature suivant le procédé ordinaire. Cette opération a été tentée deux fois par deux hommes dont personne ne contestera l'habileté, *Desault* et le citoyen *Pelletan*. Le premier eut la douleur de voir le malade périr d'hémorrhagie au moment même de l'opération. Le malade, opéré par le citoyen *Pelletan*, mourut quelques jours après : l'examen anatomique de la partie prouva que l'artère axillaire n'avoit point été comprise dans la ligature.

Dans un cas particulier d'anévrysme vrai de l'artère axillaire situé au-devant de l'extrémité humérale de la clavicule, *Desault* avoit imaginé de comprimer cette artère au-dessus de la tumeur, au moyen d'un petit bâtonnet fixé, par son extrémité supérieure, contre une planche qui étoit placée horizontalement au-dessus du chevet du lit, et appuyant par son extrémité inférieure sur la face supérieure de la première côte derrière la clavicule; le malade fut effrayé de cet appareil, et il quitta l'hôpital de la Charité où il étoit alors, pour se rendre à l'Hôtel-Dieu (a).

118. L'idée de lier l'artère axillaire à sa partie supérieure et interne, en effleurant avec la pointe de l'aiguille la face supérieure de la première côte, et en embrassant dans la ligature, la veine, le plexus brachial et la clavicule, s'étoit présentée à quelques membres de l'Académie de Chirurgie. Des essais furent faits sur le cadavre; on observa que tantôt l'aiguille avoit traversé l'artère ou quelques-uns des cordons nerveux qui forment le plexus brachial, et que d'autres fois toutes ces parties avoient été embrassées par la ligature.

Aujourd'hui tous les praticiens sont convaincus que l'amputation du bras dans l'article, est la seule ressource que la chirurgie puisse opposer à un anévrysme de l'artère axillaire, et cette dernière ressource n'existe même que contre les anévrysmes qui ont leur siége à la partie inférieure de cette artère. Il s'est présenté un cas de cette espèce au grand hospice d'Humanité, depuis que le citoyen Pelletan en est chirurgien en chef;

(a) J'ai déjà parlé de ce malade (27).

il n'a point hésité à pratiquer l'amputation dans l'article.

119. On doit encore pratiquer cette dernière opération, lorsque l'artère axillaire a été ouverte à sa partie inférieure. Toutes les fois qu'on a tenté d'en faire la ligature, on a toujours embrassé avec l'artère la plus grande partie du plexus brachial, et la gangrène n'a jamais manqué de survenir après l'opération : je n'en citerai que deux exemples ; le premier est consigné dans l'ouvrage du citoyen Deschamps (*Essai sur la ligature des artères.*) Le malade qui fait le sujet du second, étoit un grenadier du Corps législatif, qui, dans un combat singulier, eut l'artère axillaire ouverte à son extrémité inférieure. Le malade fut opéré à l'hospice du Faubourg du Roule, et mourut peu de jours après l'opération.

120. L'anévrysme vrai et l'anévrysme faux consécutif de l'artère brachiale, ont presque toujours été opérés suivant le procédé ordinaire. L'observation d'Anel et celle du citoyen Mirault (104), prouvent qu'on peut aussi espérer de réussir en employant le procédé de Hunter : quel que soit le mode qu'on ait cru devoir préférer, on procédera à l'opération en suivant les règles qui ont été exposées dans la précédente section. Dans l'un ou l'autre cas, on se rappellera que le nerf médian qui descend au côté interne de l'artère brachiale, est quelquefois collé à cette artère, et que d'autres fois il en est séparé par un intervalle de quelques lignes. Pour éviter de comprendre ce nerf dans la ligature, on introduira l'aiguille de dedans

en dehors, en la faisant pénétrer entre le nerf et l'artère. Si l'aiguille avoit été introduite de dehors en dedans, et que le nerf médian se trouvât compris dans la ligature, rien ne seroit plus facile que de le dégager. Il suffiroit pour cela de passer de nouveau l'aiguille au-dessous du nerf, en sens contraire à la première direction, mais en ayant soin de la faire pénétrer entre le nerf et l'artère.

121. Lorsqu'on fait l'opération suivant le procédé ordinaire, il arrive souvent que le nerf médian est si intimement uni à la tumeur, qu'il est impossible de le détacher, et quelquefois même de le distinguer ; mais il s'en faut de beaucoup que la ligature de ce nerf soit aussi dangereuse qu'on l'a prétendu. Plusieurs praticiens l'ont compris dans la ligature sans y faire attention ; d'autres ont lié ce nerf à dessein, et l'on n'a point observé que cette ligature ait eu des suites fâcheuses. On trouve dans *Morgagni* un fait qui est devenu célèbre par cette circonstance particulière ; le malade qui fait le sujet de l'observation dont je parle, avoit été opéré par *Valsalva*, suivant la méthode ordinaire, pour un anévrysme de l'artère brachiale survenu à la suite d'une saignée. Aussitôt après l'opération, la partie inférieure du membre perdit le sentiment et le mouvement ; elle devint froide, et les battemens de l'artère radiale cessèrent de se faire sentir. Peu de jours après le membre récupéra sa chaleur, sa sensibilité et sa mobilité ; les battemens de l'artère radiale reparurent comme à l'ordinaire, et au bout de neuf mois il ne restoit

F 4

plus aucune trace de la maladie. Trente ans après ce malade étant mort, *Molinelli* eut occasion de faire la dissection du bras qui avoit été opéré ; il vit que le nerf médian étoit coupé à l'endroit de la ligature, et que chacune de ses extrémités présentoit un petit renflement en forme de ganglion.

Le citoyen *Boyer* a observé exactement les mêmes phénomènes en disséquant le bras d'un orfévre italien, qui, un an auparavant, avoit été opéré par *Desault*, pour un anévrysme de l'artère brachiale. Dans ce malade, le membre opéré avoit conservé toute sa sensibilité et toute sa mobilité.

S'il est question d'un anévrysme faux primitif de l'extrémité inférieure de l'artère brachiale, survenu à la suite de la piqûre de cette artère, et que l'infiltration sanguine soit peu considérable, on peut, par une compression exercée pendant plusieurs mois, soit au moyen du bandage de *Foubert*, soit en employant une petite plaque de bois ou de carton, soutenue par une pyramide renversée, formée de plusieurs compresses graduées ; on peut, dis-je, parvenir à oblitérer cette artère ; mais, dans ce cas-là même, il vaut encore mieux employer la ligature. -

122. La lésion des artères cubitale et radiale peut aussi donner lieu à la formation d'un anévrysme faux primitif. La première de ces deux artères est située dans tout son trajet, mais sur-tout à sa partie supérieure, d'une manière très - défavorable à la compression. L'extrémité inférieure du radius présentant à l'artère radiale un point d'appui très-solide, la portion de cette artère qui y

correspond étant d'ailleurs placée immédiatement sous la peau, on pourroit sans doute
la comprimer si elle avoit été ouverte à cet
endroit ; mais si l'artère radiale avoit été
blessée au-dessus ou au-dessous du niveau
de l'extrémité inférieure du radius, il ne
faudroit pas balancer à la découvrir et à
en faire la ligature.

123. Un homme avoit eu l'artère radiale
ouverte à l'endroit où cette artère s'engage
entre les deux portions de l'extrémité supérieure du premier muscle inter-osseux dorsal.
Le chirurgien auquel ce malade s'adressa
d'abord, se contenta de tamponner la plaie
pour arrêter l'hémorrhagie. Cette compression qui n'empêcha point l'hémorrhagie de
récidiver, détermina bientôt des accidens
inflammatoires pour lesquels le malade se
rendit à l'hospice de l'Unité. Il y périt d'une
gangrène qui envahit toute l'extrémité supérieure.

124. L'anévrysme de l'artère fémorale est
une maladie au-dessus des ressources chirur-
gicales, lorsqu'il est situé à une hauteur telle
qu'il est impossible de suspendre le cours
du sang, en comprimant l'artère au-dessus
de la tumeur ; mais toutes les fois qu'il sera
possible d'exercer cette compression sur le
corps du pubis, je pense qu'on pourra et
qu'on devra même tenter la ligature, suivant le procédé ordinaire.

Cette opinion n'est pas celle de tous les
praticiens de nos jours. J'ai eu l'occasion de
voir il y a environ deux ans un homme qui
étoit venu à Paris pour y consulter sur une
tumeur anévrysmale qu'il portoit à la partie

Anévrysmes
de l'extré-
m.té infé-
rieure.

supérieure et interne de la cuisse. Cette tumeur commençoit environ à quatre ou cinq travers de doigt au-dessous du pubis. Ce malade prit successivement l'avis de trois praticiens des plus distingués de la Capitale. Le premier conseilla d'exercer une compression continuelle sur la partie supérieure de l'artère fémorale, à l'endroit où elle appuie sur le corps du pubis. Le malade suivit ce conseil, et il employa, pour faire la compression, une espèce de brayer dont la pelotte pouvoit être serrée ou relâchée par un méchanisme analogue à celui du tourniquet ordinaire ; mais à peine eut-il essayé ce moyen, qu'il s'en trouva si incommodé, qu'il fut bientôt obligé d'y renoncer ; il remarqua sur-tout que le membre s'étoit sensiblement tuméfié pendant le peu de temps qu'il en avoit fait usage.

Le second consultant proposa au malade la méthode de Valsalva ; enfin le troisième fut d'avis qu'il falloit tenter l'opération. Il ne m'appartient point de m'ériger en juge dans une question aussi délicate, et si je me permets ici quelques réflexions, je les présente comme des doutes, et non point comme des assertions.

125. Tout le monde convient aujourd'hui qu'on doit opérer un anévrysme situé à la partie moyenne de la cuisse. Cela posé, quelle raison plausible pourra-t-on alléguer pour proscrire l'opération, lorsque la tumeur est située à la partie supérieure de ce membre ? Sera-ce la crainte de comprendre entre les ligatures l'origine de l'artère profonde ? Mais l'anatomie nous apprend que cette artère

naît de la partie postérieure de la fémorale, à quatre travers de doigt environ au-dessous du corps du pubis, quelquefois même beaucoup plus haut et tout près du corps du pubis. On aura donc la certitude de conserver cette artère et de placer au-dessous de son origine les ligatures supérieures, toutes les fois que la tumeur aura commencé à se manifester à quatre pouces et demi ou cinq pouces au-dessous du pubis. Il est évident, d'après ce qui a été dit plus haut, (23 et 42) que pour se déterminer à l'opération, on ne doit avoir égard ni au volume de la tumeur, ni à la hauteur à laquelle elle est parvenue, mais seulement à l'endroit du membre où elle a commencé à se montrer. Dans le malade opéré par le cit. Deschamps le 14 vendémiaire dernier (24 et 111), la tumeur montoit jusqu'au pubis, lorsqu'on se décida à pratiquer une seconde opération en suivant le procédé ordinaire (*a*); cependant la ligature supérieure fut placée beaucoup au-dessous de l'origine de l'artère profonde.

126. J'ai déjà dit que le procédé de Hunter étoit applicable aux anévrysmes de la partie moyenne de l'artère fémorale; peut-être même n'y a-t-il aucun cas dans lequel ce procédé expose à moins d'inconvéniens. Les détails dans lesquels je suis entré sur la manière de l'exécuter, soit qu'on le pratique pour un anévrysme de l'artère fémorale, ou pour un anévrysme de l'artère poplitée, me dispensent de m'en occuper de nouveau. Le

---

(*a*) On avoit tenté sans succès la ligature au-dessous de la tumeur (111).

procédé ordinaire étant en général, et sur-
tout dans certains anévrysmes de l'artère poplitée, d'une exécution beaucoup plus difficile, je m'y arrêterai d'autant plus volon-
tiers, que ce procédé me paroît en général
préférable à celui de Hunter : mais les règles
qui le concernent vont devenir bien plus
frappantes par l'exposé succinct que je vais
faire de la manière dont j'ai vu exécuter
cette opération par le citoyen Boyer, dans
deux cas particuliers.

127. Le nommé *Guillot*, dragon, reçut
dans un combat singulier un coup de sabre
à la partie moyenne et antérieure de la cuisse;
l'artère fémorale fut ouverte à sa partie antérieure. On transporta ce malade dans un
hôpital militaire ; l'hémorrhagie excessive
qui suivit la blessure, fut arrêtée par la
compression, et au bout d'un mois, le malade paroissoit parfaitement guéri... Deux
mois après sa sortie de l'hôpital, il apperçut
une petite tumeur à l'endroit de la cicatrice.
Cette tumeur, peu volumineuse dans le principe, augmenta ensuite graduellement ; elle
étoit circonscrite, sans douleur, sans changement de couleur à la peau ; elle présentoit
d'ailleurs des battemens qui ne permettoient
pas de se méprendre sur son vrai caractère.
Au bout de dix ans elle avoit acquis un volume tel, qu'elle avoit au moins quatorze
pouces d'étendue en longueur, et huit en
largeur ; elle présentoit à sa partie moyenne
et interne une élévation particulière plus
molle que le reste de la tumeur ; les pulsations se faisoient sentir à ce point d'une manière plus distincte que par-tout ailleurs ; la

jambe et le pied étoient dans leur état naturel.

Ce malade étant entré à l'hôpital de la Charité, il y fut opéré le 1.er mai 1792. Le citoyen Boyer procéda de la manière suivante à l'opération, en présence des citoyens Chopart, Deschamps et Pelletan.

Un aide intelligent ayant été chargé de suspendre le cours du sang en comprimant l'artère fémorale, immédiatement au-dessous du ligament de Poupart, le citoyen *Boyer* incisa les tégumens depuis la partie supérieure jusqu'à la partie inférieure de la tumeur, en suivant la direction de l'artère fémorale. Après avoir coupé la peau et le muscle couturier (*ilio-prétibial*), qui étoit devenu très-large et très-mince, il pénétra dans la tumeur à travers une substance dense et coëneuse, formée extérieurement par le tissu cellulaire, et intérieurement par des caillots extrémement durs. La tumeur ne contenoit que peu de sang liquide, elle étoit presque entièrement remplie par des concrétions sanguines si dures, qu'on avoit peine à les déchirer. Après avoir enlevé la plus grande partie de ces concrétions sanguines, et avoir abstergé le foyer anévrysmal, le citoyen Boyer fit diminuer un peu la compression ; aussitôt le sang coula abondamment et remplit le fond du foyer. Celui-ci ayant été nétoyé de nouveau, le citoyen Boyer fit des perquisitions inutiles pour découvrir l'ouverture de l'artère ; il remarqua seulement que le sang sortoit de dessous la lèvre interne de l'incision. S'étant décidé sur le champ à inciser cette lèvre transversalement, il eut la facilité d'appercevoir l'endroit d'où le sang sortoit, mais il lui fut impossible de discerner l'ouverture de l'artère, parce qu'elle étoit masquée par le sang que fournissoit le bout inférieur de ce vaisseau. Cependant ce sang ne l'empêcha point d'y introduire avec facilité une sonde de femme qu'il porta de bas en haut en suivant la direction de l'artère. A la faveur de cet instrument, le citoyen Boyer s'assura de la position du vaisseau, et passa, au moyen d'une aiguille aplatie, et décrivant une courbe égale à la demi-circonférence d'un cercle, un double ruban ciré; il en plaça ensuite un second un peu plus haut; il serra d'abord un des rubans inférieurs, en faisant deux nœuds simples l'un sur l'autre. Le sang n'ayant point été arrêté, le citoyen Boyer l'attribua au relâchement arrivé au premier nœud pendant qu'il serroit le second, ce qui le détermina à serrer la seconde ligature en faisant le nœud du chirurgien, et par-dessus un autre nœud simple. Le sang cessa de couler par la partie supérieure de l'artère, mais il en sortoit encore par la partie inférieure. La sonde de femme servit encore au citoyen Boyer pour passer autour de la partie inférieure de l'artère une double ligature.

Le sang ayant été entièrement arrêté par cette derrière ligature, il fut facile alors d'appercevoir l'ouverture de l'artère qu'on n'avoit pu d'abord distinguer; elle étoit oblongue et assez grande pour recevoir l'extrémité du petit doigt; on voyoit dans son fond la partie opposée de l'artère qui avoit conservé son intégrité. Le citoyen Boyer plaça encore une autre ligature entre l'ouverture de l'artère et celle qui étoit immédiatement au-dessus; il serra cette dernière en faisant deux nœuds simples l'un sur l'autre. La plaie fut pansée mollement. La jambe et le pied furent environnés de petits sachets remplis de cendres chaudes.

Le membre opéré ne perdit pas un instant sa chaleur naturelle; la supuration s'établit au bout de quelques jours; la ligature inférieure se détacha le treizième; les ligatures d'attente furent enlevées le dix-huitième; le vingt-unième la plaie étoit considérablement diminuée; elle fut entièrement cicatrisée deux mois après l'opération, et le malade sortit parfaitement guéri de l'hôpital.

128. Le citoyen *Jean Lazardeux*, menuisier, âgé de 29 ans, fut reçu dans le même hospice le 6 nivose de l'an 5. Six mois auparavant il avoit ressenti une douleur au jarret gauche, et y avoit apperçu une petite tumeur, laquelle resta environ trois mois sans augmenter sensiblement. Au bout de ce temps, la tumeur prit un accroissement considérable, lequel parut déterminé par un effort que fit le malade en voulant retenir une charge de bois. Lorsqu'il entra dans l'hôpital, la tumeur avoit environ deux pouces et demi dans son diamètre longitudinal, et trois pouces dans son diamètre transversal. Elle se présentoit d'ailleurs avec tous les caractères d'un anévrysme vrai de l'artère poplitée.

Observation d'un anévrysme vrai de l'artère poplitée.

Le malade ayant été préparé à l'opération, voici de quelle manière le citoyen Boyer y procéda le 15 nivose an 5. Le malade étant couché sur le ventre, le cours du sang suspendu au moyen du tourniquet ordinaire, le citoyen Boyer fit un pli transversal à la peau, il incisa ce pli jusqu'à sa base, de manière que la direction de la plaie fût parallèle à celle de l'artère malade. L'étendue de cette incision étoit d'environ sept à huit pouces. Le muscle demi-membraneux (*ischio-popliti-tibial*) mis à découvert, fut écarté en dedans, après avoir été détaché du tissu cellulaire qui l'unissoit aux parties voisines. Le nerf sciatique resta caché sous la lèvre interne de la plaie.

Le sac anévrysmal ayant ainsi été mis à découvert dans toute son étendue, le citoyen Boyer y plongea le bistouri vers sa partie moyenne. Le sang liquide que contenoit ce sac jaillit à une hauteur assez considérable. Les caillots qui remplissoient la plus grande partie de sa cavité ayant été enlevés et l'intérieur du sac épongé avec soin, on apperçut distinctement la paroi de l'artère opposée à celle qui s'étoit dilatée d'abord. On vit clairement que la tunique interne et la tunique fibreuse étoient irrégulièrement déchirées vers la base de la tumeur.

Une sonde de femme introduite dans le bout supérieur de l'artère, servit à diriger l'aiguille destinée à passer les ligatures. Le citoyen Boyer plaça d'abord une double ligature, immédiatement au-dessus de l'endroit où l'artère étoit déchirée; il en passa ensuite une semblable deux ou trois lignes au-dessus de la première; il serra l'une des deux premières en faisant le nœud simple et un second nœud par-dessus. Le citoyen Boyer
s'y

s'y prit de la même manière pour lier le bout inférieur ; mais il ne plaça qu'une double ligature et serra celle des deux qui étoit la plus voisine de l'ouverture inférieure. La plaie fut pansée mollement. Le membre placé dans une demi-flexion, appuyé sur un coussin de paille d'avoine, fut recouvert de sachets remplis de sable chaud et qu'on avoit soin de renouveller sitôt qu'ils commençoient à perdre leur chaleur.

La nuit qui suivit l'opération fut calme ; le lendemain le malade se plaignit de douleurs lancinantes dans la jambe et dans le pied ; elles disparurent dans les trois premiers jours : la chaleur du membre, loin d'être diminuée, paroissoit supérieure à celle du côté opposé. Le quatrième jour, le malade eut une hémorrhagie qui nécessita la levée de l'appareil. La plaie mise à découvert, le sang ne donnoit plus : pour s'assurer de quel bout de l'artère il avoit coulé, le citoyen Boyer chercha à introduire dans le bout supérieur l'extrémité boutonnée d'un stylet d'argent légèrement recourbé. Ayant senti de la résistance de ce côté, il dirigea le stylet vers le bout inférieur de l'artère, et l'y fit pénétrer sans aucun effort. La ligature d'attente fut serrée et la plaie pansée comme à l'ordinaire.

Le sixième jour il y eut une hémorrhagie fournie par le bout supérieur ; on serra l'une des ligatures d'attente, au moyen du serre-artère du citoyen Deschamps, et le sang cessa de couler.

On apperçut le même jour une petite escharre qui s'étoit formée sur le côté interne et supérieur de l'articulation du gros orteil avec le premier os du métatarse. Quelques jours après, une seconde escharre parut au côté externe de la jambe derrière la malléole.

Le onzième jour, les deux ligatures inférieures tombèrent; le seizième elles étoient toutes enlevées. La plaie étoit dans le meilleur état possible, elle étoit déjà sensiblement diminuée. Cependant le fond du foyer fournisoit encore une supuration très-abondante.

Deux mois environ après l'opération, il survint à la partie inférieure et interne de la cuisse un engorgement douloureux et dur, sur lequel on appliqua successivement et toujours en vain, les cataplasmes émolliens, les emplâtres fondans, etc. Cependant la plaie résultante de l'opération étoit devenue fistuleuse, et elle continuoit à fournir une quantité de pus plus abondante que ne paroissoit le comporter son étendue. En vain on employa, pour en tarir la source et les injections détersives, et la compression latérale, et l'extension de la jambe sur la cuisse. Tous ces moyens furent aussi peu efficaces que les topiques employés en même temps pour fondre la tumeur.

Les choses subsistèrent dans cet état pendant six à sept mois. Au bout de ce temps, la tumeur ayant paru se ramollir, on y appliqua de nouveau des cataplasmes émolliens; enfin, la fluctuation étant devenue manifeste, le citoyen Boyer l'ouvrit au moyen du bistouri. L'incision qu'il pratiqua avoit une direction longitudinale; son étendue étoit d'environ deux pouces; il sortit par cette ouverture une grande quantité de pus. On pouvoit, suivant la manière dont on comprimoit l'extrémité inférieure de la cuisse dans les pansemens subséquens, faire sortir le pus par la plaie du jarret, ou par celle du côté interne de la cuisse. Le 23 thermidor, le citoyen Boyer pressant ainsi sur les lèvres de cette dernière plaie, en fit sortir un morceau d'agaric qui étoit demeuré jusqu'à cette époque au fond du foyer, et dont la présence avoit évidemment déterminé la formation de la tumeur, et retardé la guérison du malade; car depuis ce moment les deux plaies diminuèrent de jour en jour; elles furent entièrement cicatrisées vers la fin de fructidor, plus de huit mois après l'opération.

129. Si l'artère fémorale ou l'artère poplitée étoient le siége d'un anévrysme faux primitif, il faudroit sur le champ les découvrir et en faire la ligature. Ce moyen doit encore être préféré, toutes les fois qu'un anévrysme faux primitif a son siége à l'artère tibiale antérieure, à la postérieure, ou à l'artère péronière. J'ai cité (37) l'exemple d'un vigneron qui mourut des suites d'un anévrysme faux primitif de l'artère tibiale antérieure, pour lequel on avoit négligé d'employer la ligature. Je pourrois également ment citer plusieurs cas dans lesquels la compression employée pour l'ouverture des artères tibiale, postérieure et péronière, a eu des suites non moins funestes.

130. L'artère pédieuse est sans contredit une de celles qu'on peut le plus facilement oblitérer par la compression, lorsqu'elle a

été intéressée dans une plaie transversale de la partie supérieure du pied ; cependant j'ai vu deux fois dans le courant d'une année cette compression, exercée sur les lèvres de la plaie, donner lieu à des accidens mortels. Dans le premier de ces deux malades, la gangrène s'empara de toute l'extrémité inférieure ; le second mourut du tétanos. On eût prévenu sans doute ces terribles complications, en exerçant derrière la plaie une compression qui, appliquée immédiatement sur ses lèvres, convertit un accident léger en une maladie mortelle.

F I N.